THÉRAPEUTIQUE VÉNÉRIENNE

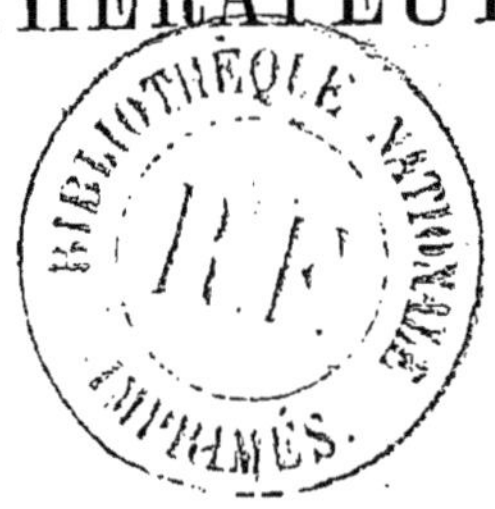

DU MÊME AUTEUR

Le Cœur et l'Aorte des syphilitiques.

Manuel pratique du traitement de la diphtérie (en collaboration avec Benjamin WEILL). Masson et Cie, éditeurs.

Traité de Microscopie clinique (en collaboration avec GUILLAUMIN). Masson et Cie, éditeurs.

THÉRAPEUTIQUE

VÉNÉRIENNE

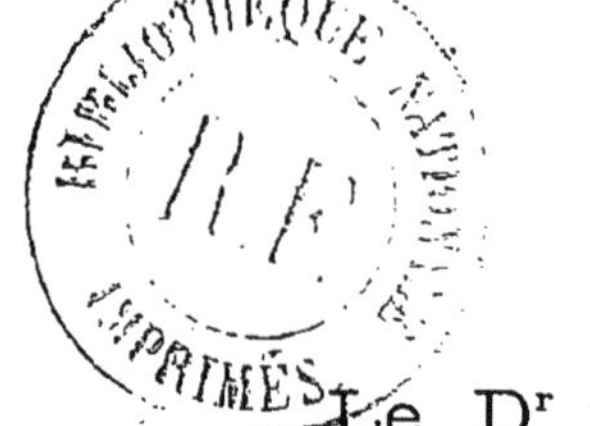

PAR

Le Dr M. DEGUY

ANCIEN INTERNE DES HÔPITAUX
ANCIEN CHEF DE LABORATOIRE A LA FACULTÉ

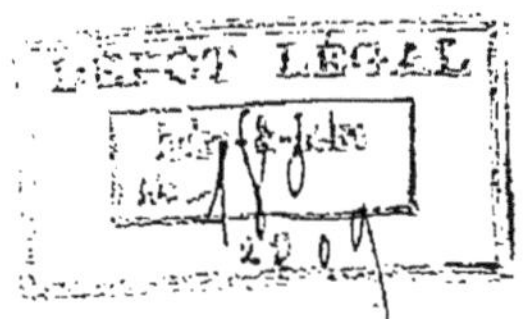

PARIS
G. STEINHEIL, ÉDITEUR
2, RUE CASIMIR-DELAVIGNE, 2

1909

INTRODUCTION

M. le Directeur de l'Assistance Publique nous ayant fait l'honneur de nous désigner, pour suppléer M. le docteur Queyrat à l'hôpital Cochin-Annexe pendant trois mois, nous en avons profité pour étendre, sur une plus large échelle, des recherches commencées dans notre pratique privée, et c'est le résultat de ces recherches qui a été résumé dans ce petit volume. Il ne faut point y voir un ouvrage didactique, sur un sujet déterminé, ce sont plutôt des observations personnelles de clinique thérapeutique et de médecine pratique qui ont été groupées ensemble et complétées dans le but d'en faire un tout. Peut-être quelques conceptions tout à fait nouvelles, ou quelques-unes de nos recherches thérapeutiques sur des médicaments nouveaux eussent pu être l'objet de communications à des sociétés savantes, mais comme nous n'avons aucun droit à prendre la parole dans ces dernières, nous avons tout réuni dans ce petit opuscule, qui pourra, espérons-nous, être utile aux médecins praticiens en lutte avec les difficultés de la clientèle courante.

Heureux si nous leur avons rendu quelques services, nous n'avons point d'autre but.

M. DEGUY.

THÉRAPEUTIQUE VÉNÉRIENNE
ET DERMATOLOGIQUE

CHAPITRE PREMIER

TRAITEMENT DE LA BLENNORRAGIE AIGUË

Nous n'avons point besoin de faire remarquer combien est décevant et ingrat le traitement de la blennorragie. Vous vous souvenez que le bon Pantagruel souffrait un jour de l'estomac, mais, ajoute Rabelais, « parce qu'un malheur ne vient jamais seul, luy print une pisse-chaulde qui le tourmenta plus que ne penseriez. Mais ses médecins le secoururent très bien ; et, avec force de drogues lénitives et diurétiques, le firent pisser son malheur. Son urine estoit si chaulde que, depuis ce temps-là, elle n'est encore refroidie. »

De nos jours, nous continuons les drogues lénitives, et si nous venons à bout de refroidir la pisse-chaulde, nous avons souvent de grandes difficultés pour tarir complètement l'écoulement. Sans doute, le copahu, le santal ont à leur actif des guérisons, mais aussi combien d'échecs et quelle longueur dans le traitement ! Les grands lavages au permanganate de potasse ont constitué un très grand progrès, mais ils ne sont pas toujours applicables. Ils sont souvent douloureux et pas toujours efficaces.

Nous basant sur des observations antérieures que nous avions faites dans notre pratique privée, nous avons utilisé à l'hôpital, dans le traitement de la blennorragie, le pouvoir violemment antiseptique du nitrate d'argent, mais à une dose insuffisante pour que son action caustique se manifeste. Notre méthode consiste donc en grands lavages au nitrate d'argent en solution faible.

§ 1. — Lavages au nitrate d'argent

Les débuts à l'hôpital ne furent pas particulièrement encourageants, non pas parce que le médicament ne paraissait pas agir, mais parce que le genre de clientèle de l'hôpital Cochin-Annexe ne se prêtait pas volontiers aux observations suivies et que, notre outillage étant défectueux, nous n'arrivions pas à des résultats satisfaisants. Cependant, confiant dans nos premières observations, à raison des succès obtenus en ville, nous gardions la ferme conviction que c'était un traitement d'avenir, mais qu'il convenait d'arriver par tâtonnements à fixer d'une façon définitive le nombre de lavages et le titre de la solution à employer. C'est ce que nous avons pu faire par la suite.

Les premiers lavages, à l'hôpital, furent faits avec une solution à 1 p. 6.000. Un premier malade, porteur d'une blennorragie datant de huit jours, eut, en trois jours, trois grands lavages de trois quarts de litre. Le quatrième jour, comme il ne voyait plus de goutte le matin, il part comme le font tous ces malades-là, sans nous en avertir. Cinq jours après, il revient nous demander à être hospitalisé, l'écoulement avait reparu, peu intense il est vrai, mais, de plus, le malade était porteur de deux chancres mous dont l'un situé dans le canal près du méat. Son premier soin, en nous quittant, avait été de retourner à la source de son mal, de telle sorte que nous ne pouvions être fixé sur la valeur absolue de notre traitement.

Deux autres fois, au bout de trois ou quatre lavages, des malades ont quitté spontanément l'hôpital et nous ne les avons plus revus.

Un autre, paraissant plus sérieux, vint chaque matin du dehors se faire laver ; au bout de six lavages, il ne voit plus de goutte au méat, nous le faisons revenir malgré tout ; pendant quatre jours, nous ne constatons plus aucune trace d'écoulement ; puis, malgré sa promesse de venir se montrer à nous tous les huit jours, il n'en fit rien. La guérison s'est-elle maintenue, nous ne saurions le dire, mais cela est très vraisemblable, car ce malade nous avait manifesté une grande confiance et un vif désir de guérir.

Déjà découragés par l'impossibilité d'avoir à l'hôpital des observations suivies, nous avons failli renoncer à continuer, pour les motifs suivants : un malade, extraordinairement nerveux, se contractait très violemment, et le panseur encore peu habile dans la pratique des lavages, appuya assez fort avec la canule en verre de Janet, la seule que nous possédions alors. Il y eut une goutte de sang mélangée de pus, sans plus, et comme la première miction après le lavage était, cela se conçoit, douloureuse, le malade quitta l'hôpital en refusant de continuer. Il n'y avait pourtant rien d'extraordinaire, car ces mêmes phénomènes s'observent avec le permanganate de potasse ; mais, souvent il suffit d'un petit accroc semblable dans une salle de malades pour que les camarades de la même salle se refusent au traitement. La douleur n'était pourtant pas extrême, ainsi que le patient nous l'a avoué par la suite.

Malgré tout, cela nous décida à diminuer le taux de la solution et à n'employer qu'une solution à 1 p. 10.000 ;

nous nous sommes munis de canules spéciales, nous nous sommes astreints à choisir nos sujets et à leur faire nous-mêmes les lavages, ce qui leur en imposait davantage et les maintenait sous notre direction et notre observation.

Grâce à l'obligeant concours des externes du service, nous avons pu soigner ainsi une cinquantaine de blennorrhéens, et, malgré les difficultés d'observation, nous avons pu confirmer ce que nous avait appris notre pratique privée, à savoir, l'excellence du procédé. Si nous avons commencé cet article par des préliminaires aussi peu encourageants, c'est pour montrer que dans l'emploi d'une méthode thérapeutique, il ne faut pas immédiatement se décourager et qu'une certaine habitude est nécessaire pour obtenir de bons résultats là où d'autres pourront échouer en débutant. Nos observations de ville nous avaient suffisamment éclairé, et si l'application du début, à l'hôpital, fut épineuse et difficile, les faits ultérieurs vinrent confirmer et préciser ce que nous savions déjà.

Le but que nous nous proposons est de décrire en détail la méthode et les résultats qu'elle donne, sans faire une énumération fastidieuse de « cas ».

Technique des lavages. — Il convient d'avoir :

1° Une seringue à injection uréthrale avec piston conique

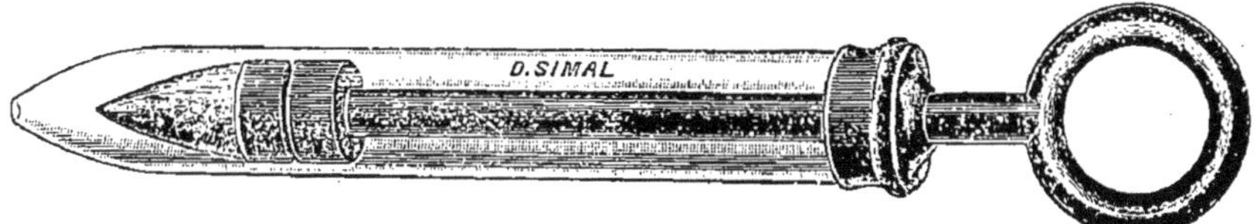

Fig. 1. — Seringue de Janet.

et monture en caoutchouc durci, modèle du docteur Janet (modèle ci-joint);

2° Un bock portatif en verre d'un litre, avec deux mètres et demi de caoutchouc environ. Un pince-caoutchouc ;

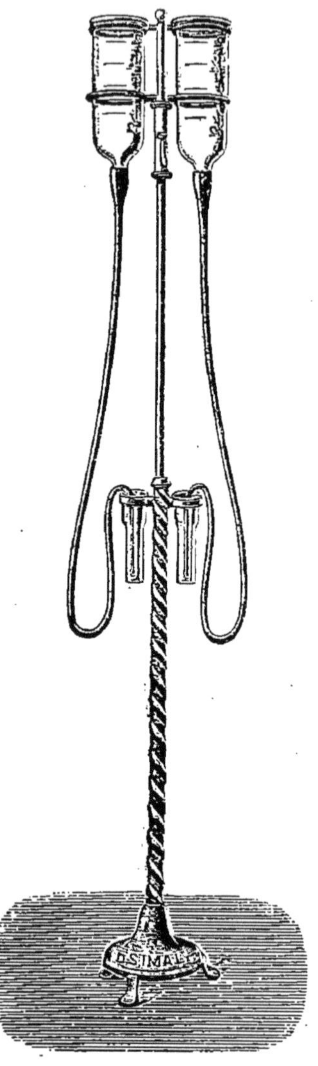

Fig. 2. — Appareil laveur.

3° Une canule en verre du modèle ci-joint, avec une extrémité olivaire pour adapter le caoutchouc et l'autre extrémité simplement conique, d'une longueur de 3 centimètres et demi. Sur cette extrémité conique, on adaptera par frottement un embout conique, en caoutchouc rouge souple. Ce dispositif présente l'immense avantage de ne pas traumatiser le méat et d'éviter cette turgescence que l'on observe assez souvent avec les canules en verre. Tous ceux qui nous ont vu l'employer l'ont immédiatement adopté, tant il est pratique.

4° Si l'on emploie la solution au 1/6.000, il est bon de se garnir le pouce et l'index de chaque main avec un doigtier, car à cette dose le nitrate souvent employé peut noircir les doigts. Mais à la dose de 1 p. 10.000, c'est complètement inutile. Les gants de caoutchouc sont assez incommodes, bien que nous nous en soyons à peu près constamment servi ; la verge glisse trop facilement des doigts, et l'on est moins libre de ses mouvements.

5° On peut, si l'on agit avec précaution et si l'on est habitué aux lavages, faire tout simplement coucher le malade sur une chaise longue, que l'on recouvre pour la circonstance d'une toile cirée. On met un fort tampon de coton hydrophile entre les jambes, au cas où on laisserait tomber quelques gouttes de la solution de nitrate.

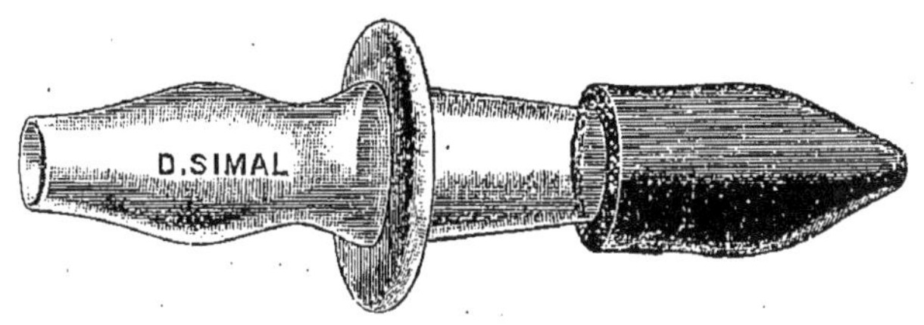

Fig. 3. — Notre modèle de canule.

Ceux qui possèdent des tables à lavage s'en serviront, il convient simplement d'être prudent pour ne pas tout éclabousser avec le nitrate d'argent. Avec un peu d'habileté, on en vient facilement à bout.

Nous ferons cependant un grand reproche aux tables à lavage telles que nous les avons à l'hôpital ou en ville. Nous n'ignorons pas qu'elles sont à deux fins et qu'elles sont surtout destinées aux lavages gynécologiques pour lesquels elles sont parfaites, mais il n'en va plus de même pour les lavages de l'urèthre ou de la vessie chez l'homme. Voici les reproches qu'on peut leur faire : d'abord elles sont élevées, il faut un escabeau pour y monter, elles impressionnent défavorablement les malades, qui, déjà nerveux, se placent mal, se raidissent, et il peut, de ce fait, être impossible de réussir les premiers lavages.

D'autre part, si vous voulez que le liquide qui ne passe pas et qui est rejeté tombe directement dans la cuvette pour éviter de souiller, il est de toute nécessité que le malade se mette comme une femme dans la position gynécologique, les pieds sur les étriers. Or, cette position est très incommode pour l'opérateur qui est très mal placé, à tel point qu'il lui est parfois impossible de faire le lavage.

Il ne reste donc que la ressource de faire allonger les jambes du malade, en mettant le mollet sur l'étrier. Or, cette position est pénible et peut déterminer chez le patient un état de contracture qui empêche l'injection de bien passer.

Autre inconvénient et qui, à notre avis, a une très grande importance : On est obligé de s'y reprendre à 4 ou 5 fois pour faire passer 3/4 de litre à un litre de lavage, et, de toute nécessité, il faut que le malade urine avant chaque reprise; or, il est rare qu'il puisse le faire dans la cuvette, simplement en s'asseyant sur le rebord de la table. Beaucoup d'individus ne peuvent uriner que debout et sans qu'on les regarde. Il faut donc descendre de la table d'opération et aller uriner dans un urinal. Toutes ces manœuvres sont agaçantes et pour le patient et pour le médecin, sans compter que quelques individus nerveux, lorsqu'ils ont envie d'uriner, en ont un besoin si impérieux qu'ils ne peuvent se retenir et qu'en descendant, ils lâchent tout. Comme tous les médecins ne peuvent s'offrir le luxe d'avoir une salle d'opérations qui ne redoute rien, et que, d'autre part, le lavage de l'urèthre et de la vessie est une petite intervention que tout praticien est appelé à faire dans son cabinet, nous avons fait construire par M. Simal un bidet laveur qui pallie absolument à tous les inconvénients ci-dessus mentionnés.

Il est essentiellement composé d'un bidet en fer de 60 centimètres de long, de 40 centimètres de haut et de 35 de large. Au lieu d'adapter une cuvette mobile à fond plat comme celle du bidet ordinaire, nous avons fait mettre une cuvette ovale à fond en entonnoir, comme celle des lavabos. On peut ainsi la maintenir fermée ou ouverte et, pour la vider, on glisse sous le bidet, un vase où tout le liquide du lavage tombera.

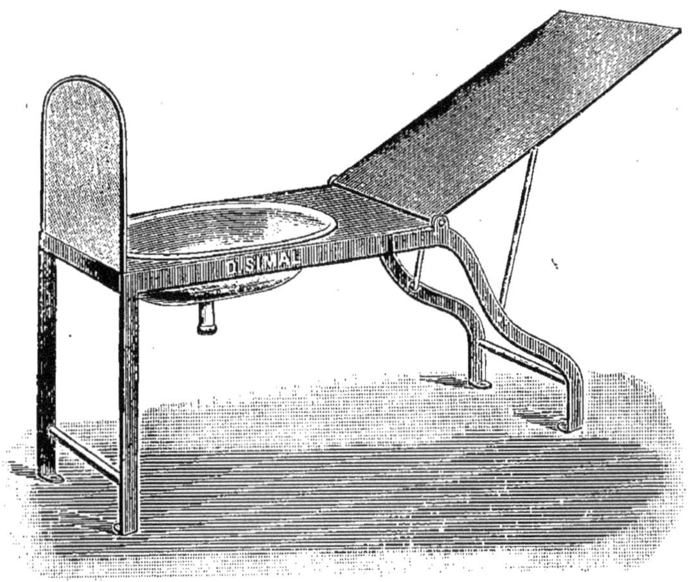

Fig. 4. — Notre bidet à lavages uréthro-vésicaux montrant la situation de la cuvette, le dos mobile pouvant s'incliner jusqu'à l'horizontale et le rideau protecteur contre les éclaboussures.

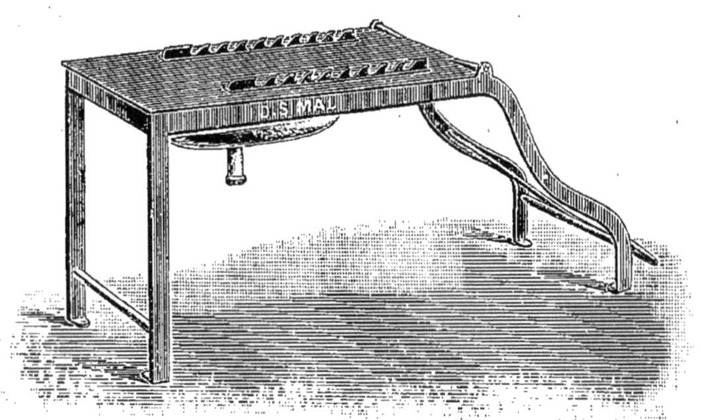

Fig. 5. — Notre bidet à lavages uréthro-vésicaux fermé.

D'un côté du bidet se trouve un dossier simplement formé

d'une plaque de tôle. Ce dossier est articulé après le bidet, on peut le monter ou le descendre jusqu'à lui faire prendre la position horizontale et il se rabat par dessus quand on ne s'en sert pas, ce qui donne l'aspect d'un siège quelconque. A l'autre extrémité, se trouve un petit cadre que l'on adapte avant chaque lavage, ce cadre très léger soutient une toile cirée. Il n'a qu'un but, c'est d'empêcher les éclaboussures de liquide lorsque la pression est trop grande et que le malade se contracte trop. Avec ce dispositif, le malade est tout de suite debout s'il veut uriner, il est sur la cuvette, et, d'autre part, comme il est à cheval, il est obligé de maintenir les jambes écartées, ce qui est encore un avantage.

Comme les malades ne sont pas tous de même taille et n'ont pas même longueur de jambes, il peut arriver pour ceux qui ont les jambes trop courtes que, lorsqu'ils sont allongés, ils ne puissent laisser leurs talons toucher à terre, et qu'alors la position leur soit pénible. Il est d'une simplicité extrême d'y remédier en glissant un coussin sous chaque talon.

Avec ce dispositif, les meilleures conditions sont réunies pour faire un bon lavage; seul le médecin est obligé de se mettre sur un genou ou de s'asseoir sur un siège bas. S'il a pris les précautions de mettre sur son tapis une toile cirée, il pourra, avec notre dispositif, faire des lavages dans le cabinet de consultation le plus soigné et, cela, sans rien tacher. C'est donc le lavage urétral mis à la disposition de tous les praticiens. Voici maintenant le manuel opératoire que nous conseillons :

On recommande déjà au malade d'uriner avant d'entreprendre quoi que ce soit. Puis, on remplit à moitié environ la seringue à injection urétrale d'une solution de cocaïne au 1/50 ou de stovaïne à 1/50 ou 1/25 et on pousse l'injection dans le canal de l'urètre. On maintient fermé par compression latérale sur le méat pendant à peu près une minute. Puis on lâche tout.

On prend alors la canule à injection, et on saisit de la main droite, entre le pouce et l'index, le caoutchouc, immédiatement au-dessus de la canule. On ouvre de la main gauche le serre-tube, puis, dès que le liquide est arrivé à la canule, on tient le tube de caoutchouc serré entre la pouce et l'index.

De la main gauche, on saisit la verge, et nous conseillons de la saisir au collet du gland entre l'annulaire et le médius, sans serrer; le pouce et l'index restant libres, ils servent à ouvrir le méat, dans lequel on introduit l'extrémité de la canule. On tient la verge bien tendue et sans aucune pression pour ne pas comprimer l'urètre, tandis que la main droite desserre doucement et non brusquement le caoutchouc pour que le liquide passe.

Supposons un cas simple : dans ces conditions, le liquide coule immédiatement dans la vessie; on s'en rend compte facilement au frémissement produit par le liquide qui passe, et perçu par la main gauche; de plus on voit également le niveau baisser dans le bock.

On laisse environ le 1/6 ou le 1/5 du litre se vider, puis on presse sur le caoutchouc, on arrête le lavage, et on recommande d'uriner. Reprendre ensuite le lavage de manière à utiliser les 3/4 de litre ou le 1/2 litre de liquide en 4 ou 5 fois.

Prier toujours le malade d'uriner une dernière fois avant de s'en aller. Les lavages ainsi faits ne sont pas douloureux, mais ils sont loin d'être toujours faciles; c'est ce que nous allons maintenant envisager.

Difficultés du lavage. — Les difficultés peuvent provenir de plusieurs causes.

1° *De la tuméfaction du gland et du méat.* — Certains malades ont le gland tuméfié, un peu turgescent et il peut être difficile d'écarter les lèvres du méat et d'adapter la canule à lavage. Avec un peu de patience et d'habileté, on vient facilement à bout de cet obstacle.

2° Du fait que la verge glisse constamment de la main. Dans ces conditions, il n'y a qu'à la saisir avec une petite compresse humide.

3° Le liquide ne pénètre pas parce qu'on tient mal la canule. La faute le plus souvent commise après avoir présenté la canule à l'orifice du méat est d'abaisser la main droite, de telle sorte que la direction de la verge et de celle la canule ne sont plus en ligne droite, mais font un angle obtus. Dans ces conditions, il arrive qu'on applique l'extrémité de la canule contre la paroi urétrale supérieure, et que, plus on presse, plus on obture la canule. Il faut donc la tenir dans le même axe et dans la même direction que la verge.

4° Le spasme sphinctérien est le plus sérieux obstacle au lavage ; parfois même, il est invincible.

Ce spasme, fréquent chez les personnes nerveuses, disparaît souvent dès le deuxième et troisième lavage, car, quoique craintifs, les malades se sont habitués au médecin et n'ont plus d'appréhension au sujet de la petite intervention qu'ils vont subir. En présence de spasme tenace, nous conseillons de ne point persister et surtout de ne point essayer de forcer le sphincter. Faites le lavage à canal ouvert, et, vers la deuxième ou troisième tentative, vous avez très fréquemment la consolation de réussir sans de trop grandes difficultés. Nous avons parfois observé que des malades chez lesquels on réussissait d'emblée, présentaient, sans cause aucune, du spasme vers le quatrième ou cinquième lavage, spasme passager qui ne se produisait plus aux lavages ultérieurs. Nous avons aussi remarqué que, chez les nerveux, le liquide pouvait pénétrer pendant l'expiration alors que pendant l'inspiration il y avait tendance au rejet du liquide. Avec un peu d'habitude, on se tire aisément de ces légers ennuis.

Titrage de la solution. — En principe, une solution au 1/10.000 est suffisante, mais on peut à son gré osciller entre les titrages variant de 1/6.000 à 1/10.000 selon l'intensité de la maladie, selon la tolérance du malade. La quantité de liquide à employer par lavage est de 1/2 litre à 3/4 de litre.

Quand faut-il commencer les lavages. — Nous conseillons d'employer ces lavages à n'importe quel moment de la blennorragie, nous les avons utilisés avec succès aussi bien au début qu'à la période d'acmé ou au déclin. L'âge de la blennorragie est indifférent.

Nombre de lavages. — En général, il convient de faire un lavage quotidien pendant une semaine, soit six à sept lavages consécutifs, puis un tous les deux jours pendant la seconde semaine et deux seulement pendant la troisième semaine. On est presque assuré de la guérison si l'on agit ainsi, et, d'ordinaire, l'écoulement a cessé au bout du cinquième lavage. Nous ne faisons point suivre de régime spécial, nous conseillons simplement l'abstention absolue du coït, même un mois après que l'écoulement a complètement disparu.

Effets des lavages. — Tout d'abord, signalons l'absence de dangers.

Sur une soixantaine de malades, nous n'avons *jamais* observé d'urétrorragie consécutive, nous n'avons eu à regretter qu'un seul traumatisme du méat avec la canule en verre de Janet, traumatisme dû au manque d'habitude de celui qui faisait le lavage.

Bien au contraire, dans des cas de blennorragie avec urétrorragies, les grands lavages au nitrate ont fait disparaître ces dernières ; nous en avons observé deux exemples très nets. En passant, nous ferons remarquer que les urétrorragies nous ont paru assez fréquentes chez les blennorrhéens non traités, presque dans la proportion de 1 sur 10, et il est utile de connaître ce fait afin de pouvoir en avertir les malades, et pour se mettre à couvert si par hasard une urétrorragie se produisait *malgré* et non *à cause* d'un lavage.

En second lieu, chez les malades lavés au nitrate, nous n'avons jamais observé d'orchite, ce qui a une grande importance, car l'orchite et l'épididymite sont très fréquentes dans la blennorragie non traitée; il est donc intéressant de constater que, sur soixante malades lavés, jamais il n'y a eu d'orchite. La question de l'influence des grands lavages sur le développement de l'orchite est ainsi tranchée; non seulement elle est nulle, mais elle est même préservatrice.

Nous n'avons jamais non plus observé de rétention d'urine. La question douleur à la suite des lavages est très difficile à élucider. Nombre de malades n'en accusent aucune. D'autres, au contraire, commencent à en ressentir une légère au bout d'un quart d'heure à une demi-heure et qui dure environ deux heures. Ce n'est pas une douleur à proprement parler, c'est une sensation de chaleur très vive dans tout le canal; on peut comparer cette impression à celle qu'on éprouve lorsque l'on a la figure trop près d'un feu violent ou radiant. La véritable douleur n'existe que si le malade tente d'uriner, mais s'il a uriné immédiatement après le lavage, et s'il se retient pendant deux à trois heures, ce qui est facile, il n'a à redouter ni ténesme ni épreintes. D'ailleurs, comme nous l'avons dit, l'intensité de la douleur est variable selon les individus, mais nous pouvons affirmer qu'elle n'est jamais intolérable; les plus sensibles éprouvent un énervement et un agacement de deux ou trois heures. Il est bon d'ajouter que cette douleur n'existe qu'aux premiers lavages, elle s'atténue avec la guérison de la maladie et elle est nulle lorsque l'écoulement a cessé.

En règle générale, le malade voit son écoulement diminuer dès le 3e lavage, et vers le 4e, si le lavage a eu lieu le matin, il n'observe guère qu'une goutte dans l'après-midi ou vers le soir, et une autre le lendemain matin. Au 6e ou 7e lavage, tout a disparu. Si nous conseillons les lavages ultérieurs tous les deux jours, c'est pour éviter le retour offensif de la maladie, car il est toujours possible qu'il persiste quelques gonocoques dans des glandes de Littre ou dans des foramina ou foraminicula quelconques. Ces lavages intermittents suffisent pour en venir à bout.

Il est utile de faire remarquer que, dans l'heure qui suit le lavage, si on presse le canal, il sort une goutte énorme, blanche, qui résulte de la formation de coagula albumineux blancs sous l'influence du nitrate d'argent. Ils n'indiquent donc pas une augmentation de pus, car au microscope on n'en trouve pas vers le 4e ou 5e jour, il s'agit simplement de précipités muqueux blancs renfermant quelques cellules épithéliales et quelques rares leucocytes.

Après les lavages au nitrate, nous n'avons jamais observé de rétrécissements.

Nous pensons très sincèrement avoir fait connaître là une méthode de traitement qui donne des résultats remarquables; le nitrate d'argent est le véritable spécifique du gonocoque, il convient de savoir le manier et de faire convenablement les lavages.

En terminant, il nous reste à élucider le point suivant : les lavages au nitrate d'argent mettent-ils à l'abri des blennorragies chroniques ou des gouttes militaires ? Nous n'hésitons pas à répondre oui, si nous nous en rapportons aux observations de nos malades de ville qui désirent guérir et suivent scrupuleusement nos conseils. Mais, en ce qui concerne les malades d'hôpital, la chose est bien différente, car ils n'hésitent pas à user du coït même sans être guéris, et s'ils sont apparemment ou même complètement guéris, ils retournent fréquemment avec la même femme qui leur a donné la blennorragie aiguë. Il y a là un cercle vicieux dont on ne peut sortir et qui empêche, à l'hôpital, des observations de longue haleine.

§ 2. — Lavages au permanganate de potasse

Si l'on ne veut pas se servir du nitrate d'argent, on peut avoir recours aux grands lavages de permanganate. La technique est la même que celle des lavages au nitrate d'argent. Nous conseillons les mêmes appareils et la même anesthésie avant le lavage. On peut faire ces lavages à toutes les périodes de la blennorragie.

Les premiers jours, on emploiera une solution à 1 p. 8.000, puis on arrivera à une solution à 1 p. 6.000, à 1 p. 5.000, et enfin 1 p. 4.000, et cela autant que possible en l'espace d'une huitaine de jours. On peut faire soi-même les solutions, en prenant une solution-mère concentrée de permanganate (1) :

Permanganate de potasse	2 gr. 50
Eau distillée	150
dont une cuillerée à café contient. . .	0 gr. 08
— — soupe —	0 gr. 16

que l'on mélange avec de l'eau bouillie pour obtenir le titrage désiré.

Au début, il sera bon de faire deux lavages par jour, mais vers le 5e ou le 6e jour, on pourra se contenter d'un lavage quotidien, qui souvent devra être continué pendant trois semaines à un mois pour obtenir la guérison.

(1) Nous déconseillons l'emploi de paquets de permanganate, car la dissolution est assez lente et souvent incomplète.

Le permanganate est un excellent désinfectant, mais peut procurer quelques ennuis. D'abord, les douleurs consécutives au lavage sont très vives et s'accompagnent d'envies impérieuses d'uriner, avec ténesme et épreintes consécutives. Il est même parfois nécessaire de cesser momentanément tout lavage.

En second lieu, l'irritation du col de la vessie est parfois telle qu'il en résulte une rétention d'urine très pénible. La meilleure conduite à tenir en cette occurrence n'est pas de sonder le malade, mais de lui passer une bougie dilatatrice en gomme du modèle figuré (p. 27). Il convient également, si l'on se trouve en présence de cas semblables, de ne pas administrer momentanément l'urotropine, le santal, le copahu ou l'essence de térébenthine, car il nous a paru qu'ils augmentaient alors cette tendance à la rétention.

Nous avons enfin observé quelquefois des urétrorragies après usage de permanganate de potasse.

Malgré ces petits inconvénients, le permanganate de potasse en grands lavages est un médicament très recommandable.

Il faut compter environ un mois de soins pour guérir la blennorragie traitée par le permanganate, si l'on n'a pas eu d'ennuis.

Nous pensons que, aussi bien pour l'emploi de ce médicament que pour celui du nitrate d'argent, il est absolument nécessaire de laisser faire les lavages au médecin. C'est une erreur de les recommander au malade, car ils peuvent ou être mal faits ou, ce qui est pis, dangereusement faits. En résumé, le médecin doit soigner le blennorrhéen, celui-ci ne peut pas et ne doit pas se soigner lui-même.

§ 3. — Lavages à l'oxycyanure

Nous parlerons plus loin de l'oxycyanure hydrargyrique, en détail. Ce médicament convient aux grands lavages dans le déclin d'une blennorragie, et surtout quand l'analyse microscopique du pus révèle l'existence de microorganismes divers. On l'emploie en solutions à titre variable de 1 p. 4.000 jusqu'à 1 p. 2.000. Il existe dans le commerce des comprimés dosés à 0 gr. 50, on met la moitié du comprimé ou un comprimé par litre d'eau.

Ces injections, inoffensives et indolores, permettent d'en retirer des effets heureux.

CHAPITRE II

LES PETITES INJECTIONS DANS LA BLENNORRAGIE

Il arrive souvent dans la pratique que les malades ne peuvent ni ne veulent s'astreindre aux grands lavages faits par le médecin, ils préfèrent laisser couler et prendre des balsamiques. Au bout d'un certain temps, un mois et demi à deux mois environ, il ne reste guère qu'un écoulement léger et indolore, mais qui menace de s'éterniser et pour lequel on va consulter le médecin en réclamant des injections.

Dans cet ordre d'idées, nombreuses sont celles que l'on peut préconiser, depuis les sels d'argent jusqu'aux sels de zinc.

On emploiera toujours, pour les faire, une seringue de Janet, qui est la seule pratique. Quelque soit le produit employé, on fera matin et soir deux injections, la première à canal ouvert, la seconde à canal fermé, cette dernière devant être gardée dix minutes environ.

Passons en revue les médications qui peuvent être conseillées :

Protargol. — C'est un albuminate d'argent qui se présente sous forme d'une poudre jaunâtre, soluble dans l'eau (50 p. 100), la glycérine, et renfermant 8 p. 100 d'argent. Les solutions ne sont précipitées ni par les chlorures, ni par l'albumine, ni par les acides étendus. La coloration est brune. Il forme des précipités avec la cocaïne, le sulfate de zinc, de cuivre, de fer, le sublimé et les sels métalliques, avec la gomme arabique.

La formule couramment employée est la suivante :

Protargol	0 gr. 50
Eau bouillie	200 grammes
Glycérine neutre.	5 —

Prendre l'injection froide.

Novargan. — C'est un protéinate d'argent, nullement irritant et qui contient 10 p. 100 d'argent. Il est légèrement astringent. C'est une poudre brun-jaunâtre, amorphe, ténue, qui se dissout assez facilement par l'agitation dans l'eau froide, mais qui, assez rapidement, en solution, sous l'action de la lumière, présente une coloration brun foncé.

Le novargan est insoluble dans l'alcool, l'éther, le benzol et le chloroforme. On n'obtient pas de précipité avec l'acide chlorhydrique, les alcalis et les sulfures alcalins.

On peut employer la solution suivante :

Novargan	2 à 5 grammes
Glycérine neutre.	10 —
Eau distillée	100 —

Argentamine. — C'est un phosphate argentique d'éthylène-diamine contenant 6,3 d'argent (à conserver dans un flacon noir).

Formuler :

Argentamine.	0 gr. 10
Eau distillée	100 à 500 grammes

A conserver dans un flacon noir.

Argentamide. — C'est une solution de chlorure d'argent dans l'éthylène-diamine. Le chlorure d'argent est insoluble dans l'eau, mais soluble dans les chlorures, les hyposulfites alcalins et l'ammoniaque. On formule ainsi pour les injections :

Chlorure d'argent dissous dans éthylène-diamine	0 gr. 50 à 1 gramme
Eau distillée	1.000 —

Albargine. — C'est une combinaison de nitrate d'argent et de gélatine, soluble dans l'eau, ne coagulant pas l'albumine. On fait plusieurs injections par jour avec une solution variable :

Albargine	0 gr. 25 à 1 gramme
Eau distillée	100 —

Argonine. — C'est un caséinate d'argent obtenu en traitant le nitrate d'argent par la caséine sodique. On précipite le mélange par l'alcool. C'est une poudre blanche contenant 4,25 p. 100 d'argent. Peu soluble dans l'eau froide, plus soluble dans l'eau chaude, elle donne une solution opalescente et jaunâtre, ne précipitant pas par les chlorures ni les sulfures, se dissolvant bien dans les albumines et le sérum sanguin. Sensible à la lumière. Formuler :

Argonine.	1 à 2 grammes
Eau distillée.	100 —

Ajouter 1 à 2 gouttes d'ammoniaque (Conserver en flacon noir).

Argyrol. — C'est une vitelline ou protéide argentique obtenue au moyen du nitrate d'argent et de la vitelline préparée avec le blanc d'œuf ou des protéides végétales.

C'est une masse brune, déliquescente, qu'il faut maintenir à l'abri de l'humidité et qui se dissout très facilement et en toutes proportions dans l'eau. La richesse en argent s'élève à 30 p. 100. La solution, très brune, tache la peau et le linge, mais ces taches s'enlèvent avec le savon ou une solution faible de sublimé. La formule pour injections est la suivante :

Argyrol	2 grammes
Eau distillée	100 —

Nargol. — C'est un nucléate d'argent. Il est stable et peu irritant. Il contient à peu près 10 p. 100 d'argent. Il faut le maintenir dans des flacons jaunes et le dissoudre à l'eau tiède. C'est une poudre brunâtre très fine, sans odeur. Formuler :

Nargol	10 grammes
Eau distillée	100 —

Largine. — C'est un mélange d'albumine et d'argent, qui contient 11 p. 100 d'argent, et se dissout facilement dans une solution légèrement alcoolisée. Formuler :

Largine.	1 à 2 grammes
Eau légèrement alcoolisée . . .	100 —

Silbérol ou sulfophénylate d'argent.—Il est très antiseptique, mais caustique. S'emploie en solution variant de 1 à 20 p. 100.

Actol. — C'est du lactate d'argent : poudre blanche, soluble dans 15 fois son poids d'eau, très antiseptique. S'emploie en lavages au millième.

Itrol. — C'est du citrate d'argent, substance finement pulvérulente, peu soluble, 1/4.000. Non irritant.

Trihydro-carburosulfate d'argent (Ichthyargan). — Il renferme 30 p. 100 d'argent. C'est une poudre brune inodore, soluble dans l'eau, l'alcool dilué, la glycérine. Les solutions doivent être conservées à l'abri de la lumière ;

Formuler :

Ichthyargan.	5	grammes
Glycérine.	10	—
Eau distillée.	85	—

Trinitrophénolate d'argent (Picratol). — Il renferme 30 p. 100 d'argent, ressemble au corps précédent et s'emploie de la même manière.

On peut employer également les sels de bismuth, de zinc ou de plomb, dont voici quelques formules :

Sous-nitrate de bismuth :

Sous-nitrate de bismuth	2	grammes
Eau distillée	100	—

Agiter.

Airol. — C'est de l'iodo-oxygallate de bismuth qui se présente sous forme d'une poudre de couleur grise à reflets verdâtres, sans grande odeur et presque sans saveur, très stable et ne s'altérant pas à la lumière. Insoluble dans l'eau, l'alcool et les solvants ordinaires, il se transforme sous l'action de l'humidité.

Il a été recommandé contre la blennorragie :

Airol	2	grammes
Glycérine.	15	—
Eau distillée.	25	—

Une injection par jour après lavage préalable du canal avec de l'eau boriquée.

Sels de zinc :

(I) Acétate de zinc	0 gr. 3
Eau distillée.	300 grammes

(II) Sulfophénate de zinc.	0 gr. 30
Eau distillée.	100 grammes

La formule suivante aura la préférence :

(III) Sulfate de zinc.	1 gramme
Laudanum de Sydenham	XX gouttes
Eau distillée.	200 grammes

On peut encore employer :

(IV) Sulfate de zinc . . . . . . } Acétate de plomb . . . . . }	ãã 0 gr. 30 à 0 gr. 50
Eau distillée	100 centimètres cubes

Agiter.

Permanganate de zinc. — Ce sont des cristaux très hygroscopiques ressemblant au permanganate de potasse. On peut employer pour l'urèthre une solution à 0,25 p. 100.

Sels de plomb :

Acétate de plomb	0 gr. 50
Eau distillée.	100 grammes

On peut ajouter à cette liste la résorcine et le gomenol.

Résorcine ou métadioxybenzol se présente sous forme de cristaux incolores, inodores, de saveur désagréable, un peu sucrés, solubles dans l'eau, l'alcool et l'éther, se colore en rose au contact de l'eau. S'emploie en injections au centième.

Résorcine	1 à 3 grammes
Eau distillée.	100 —

Gomenol, nom commercial de l'essence de Cajeput, extraite du Melaleuca viridiflora.

Employer l'*huile gomenolée* de 10 à 25 p. 100.

CHAPITRE III

TRAITEMENT DE LA BLENNORRAGIE CHRONIQUE

Sans doute, on peut sourire à la lecture de ce titre « Traitement de la blennorragie chronique » ; et cependant, par diverses méthodes, on arrive à la guérir. Celle que nous employons depuis plusieurs années a déjà été exposée brièvement dans la *Revue Française de médecine et de chirurgie* (1902, n° 3), mais nous ne croyons pas inutile d'y revenir, afin d'en amplifier la description basée sur une observation plus étendue.

Le principe de la méthode consiste à faire parallèlement la dilatation du canal urétral et les *pansements* de ce même canal. Voyons l'une et l'autre de ces indications.

1° Il paraît généralement admis à l'heure actuelle que beaucoup de blennorragies chroniques, de gouttes militaires, pour employer le terme courant, sont maintenues par l'existence de rétrécissements, fussent-ils très légers, du canal de l'urètre.

On peut considérer qu'il y a deux sortes de rétrécissements au point de vue thérapeutique, que nous désignerons grossièrement du nom de *rétrécissements chirurgicaux* et de *rétrécissements médicaux*.

Les premiers sont ceux qui sont trop *longs*, ou trop *serrés*, ou trop *durs*, et qui ne peuvent être vaincus que par une intervention soit sanglante comme l'urétrotomie, soit par l'électrolyse.

Les rétrécissements dits médicaux sont de beaucoup les plus fréquents, dans la pratique courante, et doivent pouvoir être soignés par tout médecin praticien. La dilatation est leur traitement de choix. Le caractère de ces rétrécissements est d'être *peu longs, peu serrés*, assez facilement *extensibles*, c'est-à-dire *élastiques et mous*.

Il est habituel chez les blennorrhéens chroniques de rencontrer deux sièges de rétrécissements ; un premier, léger, situé sur le canal de l'urètre dans un espace pouvant varier de 1 à 5 centimètres du méat. Le second est situé au siège classique dans la portion bulbeuse.

Ces rétrécissements sont souvent constitués par une sorte de bride cicatricielle en croissant, n'occupant que la moitié de la circonférence de l'urètre.

Les rétrécissements d'ordre chirurgical ne surviennent que chez les malades négligents, peu soucieux de leur santé, ou bien chez les individus qui ont une tendance naturelle à hypertrophier toute cicatrice, à la rendre chéloïdienne.

Notre conviction est que les rétrécissements semi-annulaires, en croissant, analogues à une palmure, sont la règle dans la pratique courante. Ils peuvent être facilement dilatés et guéris, mais il est à remarquer qu'assez fréquemment, lorsqu'on les a franchis avec une bougie dilatatrice, on ramène une gouttelette de sang. Ce fait n'a aucune importance.

Voici la ligne de conduite à suivre pour dilater ces rétrécissements. Tout d'abord par une exploration, méthodique on cherchera à savoir quel est le numéro de bougie qui passe le plus facilement. Supposons par exemple que ce soit un n° 15. Dans ces conditions, nous prions le malade de se procurer une série de bougies dilatatrices allant du n° 15 au n° 25. Ces bougies ne serviront qu'à lui seul. Sans doute, on peut faire remarquer qu'après stérilisation, elles peuvent servir pour tous les malades; cela est certain, mais ces objets sont d'un ordre si intime qu'ils doivent rester d'usage personnel. On est ainsi à l'abri de contamination hetérogène possible, et on évite de trop nombreuses stérilisations, qui peuvent écailler les sondes.

A ce sujet, la meilleure stérilisation des bougies dilatatrices est encore l'ébullition dans l'eau pure, cela ne les altère qu'à la longue et très peu.

Voici donc le matériel à employer pour l'exemple précédemment cité : avoir une série de bougies urétrales tissées de soie. On peut à volonté les prendre à extrémité cylindro-conique ou conique, ou conique olivaire. C'est ce dernier modèle que nous préférons.

Les bougies coniques olivaires peuvent être remplies de grenaille de plomb ce qui est un très grand avantage, mais qui est compensé par l'inconvénient de prix du revient plus élevé. Si on peut passer outre à cet inconvénient, il faut leur donner la préférence.

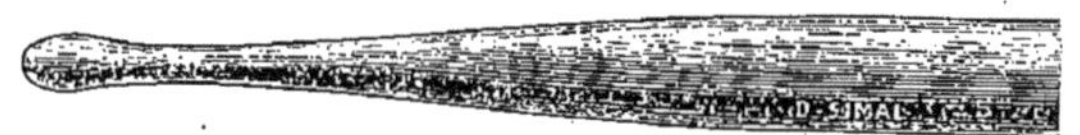

FIG. 6. — Bougie conique olivaire.

Ces bougies seront maintenues dans un tube porte-sondes avec bouchon en caoutchouc à tête carrée.

Avant de s'en servir, on ébouillante soit le tout, soit seulement les deux bougies qui serviront.

Pour l'introduction, nous n'avons encore rien trouvé de mieux que d'enduire les bougies avec de la vaseline stérilisée.

Pour en terminer avec cette question de dilatation, revenons-en à la série des sondes à employer, la limite supérieure est fixée par l'orifice du méat, qui est très variable comme dimensions selon les individus. Il en est dont l'orifice n'admet pas de numéro de bougie plus élevé que les 18, 19, ou 20. Dans ces conditions, il est inutile de se procurer jusqu'au n° 25 et surtout de tenter de l'introduire. Si donc le méat est trop petit et qu'on soit certain de l'existence d'un rétrécissement, il faut d'emblée adresser le malade à un spécialiste mieux outillé que le praticien habituel.

2° Ces préliminaires au sujet de la dilatation étant posés, comment procédera-t-on pour le traitement de la blennorragie chronique ? C'est là qu'intervient la seconde partie de la méthode, à savoir, le *pansement du canal*. Nous disons pansement, car justement la méthode consiste à laisser à demeure, pendant une dizaine d'heures, un pansement à base de corps gras et d'antiseptiques dans l'intérieur du canal.

Il est donc de toute évidence que ce pansement ne peut subsister que pendant la nuit; aussi, c'est le soir, vers 8 ou 9 heures, qu'il doit être mis dans le canal. Le matériel néces-

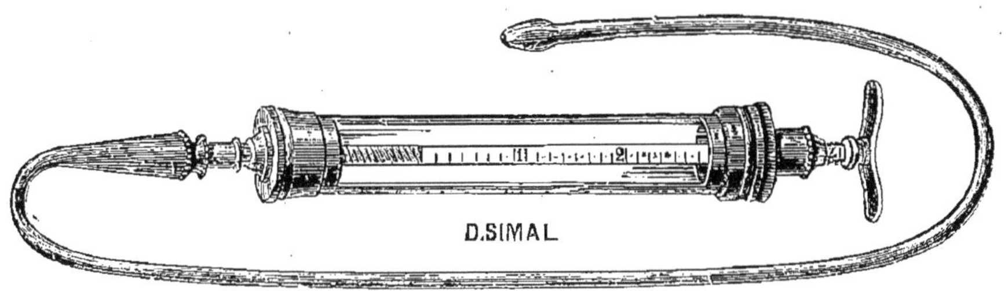

FIG. 7. — Seringue et sonde à instillations.

saire consiste en une seringue à instillations de Guyon d'une capacité de 10 centimètres cubes environ et d'une sonde à boule perforée à l'extrémité, la boule étant à angles *arrondis*. Un n° 12 ou 13 suffit.

Voici alors la manière de procéder. On prépare tout son

matériel à portée de la main, et on a également préparé trois ou quatre petites boulettes de coton hydrophile non serrées, de la grosseur d'un petit pois, et un stylet mousse.

Le malade vient vers les 8 heures et demie à 9 heures, et on le fait immédiatement uriner. Puis, on introduit la bougie dilatatrice, la plus petite qu'il puisse recevoir et on la laisse 5 minutes dans le canal. On la retire, et immédiatement, avec douceur, on introduit la bougie d'un numéro plus élevé qu'on laisse à demeure un temps variable entre 5 et 10 minutes, selon que le malade la supporte plus ou moins facilement.

Après l'avoir retirée, on introduit jusqu'à la vessie la petite sonde à boule perforée à l'extrémité. On a préalablement rempli la seringue à instillation du liquide à injecter.

Voici quelques-unes des formules que nous avons employées :

1° Protargol . . . . 1 gramme à 1 gr. 50
Huile de vaseline. . . . . } ââ 15 grammes
Lanoline. . . . . }

Obtenir une consistance sirupeuse.

2° Dermatol . . . . 1 gramme à 1 gr. 50
Huile de vaseline . . . . } ââ 15 grammes
Lanoline . . . . }

Obtenir une consistance sirupeuse.

Ou :

3° Gomenol . . . . 4 gr. »
Huile de cade . . . . 0 gr. 50
Protargol. . . . . 1 grammes
Vaseline . . . . 5 —
Lanoline . . . . 15 —
Huile de vaseline . . . . 20 —

Obtenir une consistance sirupeuse.

On peut modifier ces formules, changer le dosage, y incorporer de l'aristol. Ceci au gré du médecin, nous n'avons formulé que les trois préparations dont nous nous sommes habituellement servi, principalement la première qui est la plus simple.

Il arrive presque toujours, et cela surtout quand il fait froid, que ces préparations sont, à la température de la chambre, trop épaisses pour pouvoir passer à travers le fin canal de la sonde ; dans ce cas, il suffit de mettre le flacon pendant quelques instants au bain-marie, de l'agiter fortement et dès qu'il est tiède, le mélange revient à une bonne consistance.

La seringue étant donc remplie de ce liquide de consistance sirupeuse, et adaptée au pavillon de la sonde, on retire celle-ci très doucement, tandis qu'au fur et à mesure, on pousse très lentement l'instillation. Entre le pouce et l'index de la main gauche, on a saisi le gland à son extrémité, et on maintient le méat fermé, simplement en serrant. On arrive très facilement à retirer la sonde sans laisser ressortir aucune goutte de liquide.

Pour que la solution reste dans le canal, on présente, de la main droite, une petite boulette de coton préparée à l'orifice du méat toujours tenu fermé entre le pouce et l'index de la main gauche. Puis, avec l'extrémité mousse du stylet, on introduit complètement cette boulette dans le méat. Il est souvent nécessaire d'en mettre une seconde un peu plus grosse pour empêcher le liquide de ressortir. C'est là le point le plus délicat, il faut être assez habile pour ne pas laisser ressortir le liquide et introduire la ou les boulettes sans faire souffrir le malade. Avec un peu d'habitude et de dextérité, on y arrive très facilement.

Pour terminer, ajouter au-devant du méat un peu de coton hydrophile, qui sera maintenu en place, simplement en rabattant le prépuce sur le gland. Si, par exiguïté ou absence, le prépuce ne se prête pas à cette manœuvre, il est très facile d'y suppléer en le recouvrant d'une baudruche.

Ce pansement intra-urétral étant fait, le malade ira se coucher, et surtout il fera son possible pour n'avoir pas de miction avant le lendemain matin vers 7 ou 8 heures. Neuf fois sur 10, le malade y parvient, surtout s'il a soin de réduire considérablement la quantité de liquide ingéré.

Nous conseillons au malade de revenir tous les soirs pendant un septénaire, ou tous les deux jours pendant quinze jours. On essaie à chaque séance de gagner un numéro pour la dilatation, et presque toujours on y parvient. On commence par le numéro maximum passé la veille et on essaie de passer le numéro au-dessus. Si on ne réussit pas mathématiquement à gagner un numéro chaque jour, il faut s'en consoler, car quelquefois il nous est arrivé d'en gagner deux le même jour. Mais chaque dilatation est toujours suivie du pansement. Au bout d'une semaine, on peut se contenter d'intervenir tous les deux jours seulement pendant une nouvelle semaine, et ensuite d'espacer tous les quatre jours. Cela dépendra, bien entendu, de l'examen du malade. Il va de soi que, pendant toute la durée de ce traitement, tout coït est interdit de même que tout excès. Nous nous sommes parfois trouvé bien de n'employer le protargol que pendant le premier septénaire et, le septénaire suivant, d'avoir recours au dermatol, qui sèche la muqueuse.

L'avantage de cette méthode est de maintenir, pendant un temps fort long, un corps antiseptique au contact de la muqueuse, et, d'autre part, le véhicule a son importance, car de même que nous connaissons les bons effets des corps gras sur la peau, nous les voyons se faire également sentir sur la muqueuse urétrale.

Nous avons obtenu, par ce traitement, une vingtaine de

guérisons pour des gouttes militaires datant pour le moins de six mois, pour le plus de cinq ans. Chaque fois, il s'agissait ou de jeunes gens qui désiraient se marier, ou d'hommes mariés, désespérés de voir leur écoulement se reproduire à tout propos. Sur le nombre de malades, nous avons pu, après plusieurs années, constater, sur une dizaine, que la guérison s'était maintenue.

Il faut compter, comme durée minima de traitement, une quinzaine de jours, mais d'ordinaire on en vient à bout en trois semaines environ. Tout cela dépend du degré de la maladie, de sa durée antérieure, et de la difficulté plus ou moins grande que l'on aura à dilater le rétrécissement.

Il est bon, après guérison, de prier ces malades de venir quatre fois l'an, la première année après le traitement, deux fois seulement les deux années qui suivront, se faire passer à nouveau la bougie dilatatrice, le dernier numéro auquel on s'est arrêté, afin d'assurer toujours la perméabilité constante de l'urètre.

Nous pensons que le traitement que nous venons de préconiser est applicable non seulement aux blennorragies chroniques, mais aussi tout à fait à la période terminale d'une blennorragie aiguë, pour éviter le passage à l'état chronique.

CHAPITRE IV

TRAITEMENT DE L'ORCHITE

L'orchite est une des complications les plus fréquentes et les plus graves de la blennorragie. Tantôt, l'inflammation gonococcique s'arrête dans l'épididyme, mais c'est le cas le plus exceptionnel; tantôt, ce qui est la règle, le testicule est atteint en même temps que l'épididyme. L'orchido-épididymite, outre les douleurs qu'elle provoque et la durée souvent longue du processus inflammatoire, a des suites extrêmement graves et pénibles, et, en ce qui nous concerne, nous la considérons comme un véritable « mal social ».

Tout d'abord, une orchido-épididymite est un obstacle très durable à la guérison de la blennorragie. On peut, par des lavages, désinfecter l'urètre, mais le gonocoque, continuellement ramené du testicule et de l'épididyme, l'infecte à nouveau, non pas en tant que blennorragie aiguë, mais comme blennorragie chronique, comme goutte militaire. C'est donc un foyer de contagion toujours persistant, et l'atténuation de virulence du microbe cesse dès que le microbe se trouve transporté sur un sujet neuf, jeune et tout disposé à lui communiquer sa vie intensive. De plus, les excitations génésiques et les coïts lui redonnent une virulence momentanée. Il se produit là quelque chose d'analogue à ce qui se passe chez la femme qui a été atteinte d'une métrosalpingite ou d'une simple salpingite gonococcique. Avec le temps, la virulence s'atténue, mais entre le moment où une salpingite contient des gonocoques virulents, jusqu'à celui où elle est devenue stérile, il s'écoule un temps parfois long, et il y a tous les degrés d'atténuation entre ces deux dates extrêmes. Or, la femme atteinte de salpingite gonococcique peut ne point être d'habitude source de contagion, mais, à de certains moments, elle pourra déterminer chez l'homme l'éclosion d'une blennorragie. Le fait se passe surtout au moment des règles, si les orifices tubaires ne sont pas complètement imperméables ; à ce moment, les phénomènes normaux de congestion, dilatation, ramollissement de l'utérus et des trompes permettent au flux menstruel d'amener avec lui des microorganismes, qui, sans cette circonstance, seraient restés dans les trompes. Que l'on ajoute à cela un état vaginal comme les pertes blanches, favorable à la pullulation du gonocoque et à son exaltation de virulence, et la contagion devient possible. Ainsi s'expliquent souvent des échauffements légers où on a grand' peine à rencontrer le gonocoque, mais où cependant il existe et où on le trouve en le cherchant avec méthode et patience. Ces petites blennorragies presque amicrobiennes qui durent un septénaire ou deux tout au plus, avec un écoulement souvent indolore, peu abondant, blanc laiteux, sorte de pertes blanches de l'homme, ne sont souvent qu'une reprise, par ricochet, du gonocoque que l'homme a semé chez la femme.

Or, l'homme qui a eu une épididymite ou une orchite doit se souvenir qu'il est longtemps contagieux, mais qu'il peut ne l'être qu'à certains moments et par accident. Il peut ne pas occasionner une infection aiguë, mais il peut déterminer chez sa femme une métrosalpingite ou une salpingite chronique d'emblée, latente, dont il redeviendra lui-même plus tard la première victime.

En second lieu, l'orchite est grave par ses conséquences, car elle occasionne souvent la stérilité. Nous ne pensons pas que cette stérilité soit toujours absolue, car nous avons vu des faits où, à la suite d'une orchido-épididymite double guérie, nous avons retrouvé des spermatozoïdes après éjaculation. Nous ne pensons donc pas qu'au point de vue droit, un mari qui a eu une orchite double puisse accuser sa femme d'adultère si celle-ci est devenue enceinte. Pour rare que soit le fait, il est possible. A plus forte raison, dans le cas d'orchido-épididymite unilatérale. C'est que la stérilité n'est pas fonction de l'orchite, mais fonction de l'épididymite. Elle est le résultat de la sclérose de cet organe qui obture les canaux et empêche le liquide spermatique de pouvoir être évacué. Mais ces canaux sont nombreux, et une sclérose assez intense pour les obturer tous, n'est pas la règle. Nous voyons bien des reins atteints de néphrite, des cœurs atteints de myocardite et sclérose, mais, si cette sclérose peut atténuer ou diminuer dans de grandes proportions l'activité et la fonction physiologique de l'organe, elle ne la supprime pas tout à fait. Même phénomène peut se produire pour le testicule.

En plusieurs circonstances, nous avons pu observer maints malades chez lesquels, au bout de deux ou trois ans, il était bien impossible de savoir si l'épididyme était gros ou scléreux et les patients ne paraissaient pas trop mal se comporter au point de vue génésique.

Pourtant, il est un point sur lequel il nous paraît utile d'insister, c'est que, après une orchido-épididymite, tant que l'épididyme est dur et imperméable, il n'y a rien à redouter puisque l'homme est infécond, mais dès que la perméabilité reparaît, il y a lieu de se méfier. Nous pensons, en effet, qu'une inflammation testiculaire qui n'a pas annihilé complètement la sécrétion peut, comme une inflammation rénale dans des conditions semblables, avoir, dans la suite, une répercussion très grande, la plupart du temps néfaste, sur le produit de sécrétion de la glande. En un mot, une orchite antérieure peut avoir une influence sur la qualité de la descendance. Nous avons pu, à deux reprises, observer chez des primipares des enfants difficiles à élever, malingres, chétifs, atteints de débilité congénitale, versant facilement dans le rachitisme, et qu'aucune tare d'ascendants ne pouvait expliquer, si ce n'était une orchite blennorragique du mari un an avant le mariage. Des enfants issus postérieurement des mêmes ascendants naissaient superbes et se développaient remarquablement bien.

En raison de ces considérations, il faut traiter sérieusement l'épididymite et l'éviter si possible. Pour se mettre à l'abri, le mieux est de soigner et de guérir rapidement la blennorragie par des lavages, de s'abstenir de coït et de toute excitation génésique dans les phases non douloureuses et presque de guérison de la gonococcie. Il convient de se pénétrer de cette idée que tout blennorrhéen est exposé à l'orchite, car la blennorragie est d'emblée un mal qui atteint tout le canal jusqu'au col de la vessie.

La division en urétrite antérieure et urétrite postérieure nous paraît absolument illusoire, il y a d'emblée une urétrite de tout le canal et fréquemment même le col de la vessie est pris, ce qui explique les dysuries, le ténesme, les épreintes si fréquentes.

En somme, c'est par les grands lavages que la blennorragie a le plus de chance d'être traitée avec succès et de rester indemne de complications. Lorsque l'orchite existe, une des premières indications consiste à supprimer la douleur.

Pour cela, on a conseillé comme traitement local l'application de sangsues, des onctions diverses. Pour nous, nous préférons avoir recours à l'un des moyens suivants :

α) L'application de compresses d'eau aussi chaude que le malade peut les tolérer, en les renouvelant toutes les demi-heures;

β) L'application d'une vessie de glace;

γ) L'application de cataplasmes laudanisés;

δ) Des stypages avec du chlorure de méthyle.

Il convient, dans ces conditions, de soulever les bourses et le scrotum de manière à éviter les tiraillements sur le cordon ou sur le canal déférent toujours douloureux en même temps. Contre la déférentite isolée, on peut employer le même traitement, ou quelquefois faire des pointes de feu, mais ce procédé nous paraît plutôt s'appliquer aux formes chroniques et traînantes.

Dans les formes extrêmement douloureuses, il n'y a pas à hésiter à faire des piqûres de morphine ou d'héroine pendant quelques jours pour permettre au malade un peu de repos. Dans la période très aiguë, nous appliquons systématiquement ce traitement, en y adjoignant une réfrigération locale. Contre la fièvre, on luttera par l'administration du sulfate de quinine ou du salicylate de soude. Beaucoup de médecins et nous-même employons volontiers l'aspirine à la dose de 2 à 3 grammes.

Lorsqu'une atténuation légère est survenue, on peut appliquer localement des compresses résolutives, faites de mousseline imbibée d'eau blanche froide et fréquemment renouvelées. L'eau blanche, comme on sait, est une solution de sous-acétate de plomb, et il est bon de prévenir le malade que, malgré tout, cette eau noircira le scrotum.

M. Balzer a recommandé des applications de gaïacol. On peut faire des badigeonnages de gaïacol liquide, mais il vaut mieux l'employer en pommade :

Gaïacol.	5	grammes
Vaseline	30	—

que l'on appliquera fréquemment.

Le traitement général à cette période consistera en boissons délayantes, eau de Vichy et tisanes. Les tisanes émollientes et diurétiques peuvent être à base d'uva-ursi ou de Buchu.

L'**Uva-Ursi** ou **Busserolle**, ou raisin d'ours, s'emploie à la dose d'environ 10 grammes de feuilles infusées dans 1 litre.

Le **Buchu** sert à préparer des infusés à la même dose.

Il est également indiqué de tenter l'antisepsie par voie interne des voies urinaires et le médicament le plus couramment employé est le salol.

Salol. — Le salol peut s'administrer :

1° En cachets :

Salol	4 grammes

en 4 ou 8 cachets (2 à 4 par jour).

2° En tablettes :

Gomme adragante	1 gramme
Gomme arabique	3 —
Eau	10 —
Salol	25 —
Sucre.	60 —
Essence de citron	V gouttes

à diviser en 100 tablettes.

3° En émulsion :

Salol	5 grammes
Gomme arabique	4 —
Gomme adragante	0 gr. 20
Teinture de tolu	10 grammes
Sirop simple	30 —
Eau distillée	120 —

Chaque cuillerée à bouche contient 0 gr. 50 de salol.

4° En saccharolé :

Sucre	80 grammes.
Salol	20 —

a mettre en poudre impalpable, dont chaque cuillerée à café contient 1 gramme de salol.

Au bout d'une quinzaine de jours de ce traitement, la douleur ayant à peu près cessé, le malade désire reprendre ses occupations et il est nécessaire de prescrire un traitement qui les rend possibles.

Le mieux est d'appliquer alors un suspensoir du modèle dit de Langlebert, qui permet de relever les testicules, de les appliquer dans les plis inguinaux et de les comprimer légèrement. Meilleures que le suspensoir sont les bandes de crépon Velpeau de 10 à 12 centimètres de large, appliquées par le médecin qui fera un spica double et à l'aide de ouate fera une compression légère et douce des testicules. Ces compressions doivent être refaites tous les deux jours, et avant la compression, le malade ayant retiré son bandage, en profitera pour prendre un grand bain d'une demi-heure environ.

Presque toujours, l'écoulement qui avait diminué et presque disparu au moment de l'apparition de l'orchite, reparaît plus intense. On peut alors tenter les lavages, mais ils sont insuffisants, vu que des gonocoques sont sans cesse ramenés du testicule ou de l'épididyme vers le canal. Malgré tout, ils rendent des services. On leur adjoint alors le traitement général de la blennorragie par les balsamiques.

L'opiat de cubèbe et copahu conserve encore de très nombreux partisans.

On peut formuler ainsi l'opiat :

Copahu	1 gramme.
Cubèbe	2 —
Essence de menthe	1 goutte.

pour un bol (de 6 à 8 par jour).

Ou bien encore :

Copahu.	20 grammes
Cubèbe pulvérisé	30 —
Cachou pulvérisé	10 —
Essence de menthe	XV gouttes.

à mettre en bols (de 6 à 8 par jour).

On peut encore formuler :

Poudre de cubèbe. . . . . Masse de copahu	} 0 gr. 08
Sulfate de fer desséché. . . . . . Térébenthine	} 0 gr. 015

pour une pilule enrobée de gélatine.

Ou :

Poudre de cubèbe.	0 gr. 05
Sulfate de fer desséché	0 gr. 008
Masse de copahu	0 gr. 03
Térébenthine de Venise.	0 gr. 015
Essence de santal	0 cc. 006
Essence de gaultherie	0 cc. 003

pour une tablette chocolatée.

Parfois le copahu peut être mal toléré par l'estomac et il convient d'y prêter attention.

Aussi, on a multiplié les médications antigonorrhéiques. Citons les principales :

Essence de santal. — L'essence de santal se donne en capsules.

Capsules d'essence de santal de . . . 0 gr. 50
(n° 50) De 8 à 15 par jour.

Souvent, l'essence de santal donne naissance à des nephralgies, de même que l'opiat donne lieu à des coliques. On a essayé d'éviter ces inconvénients par des modifications de préparation, ou par l'emploi d'essences paraissant plus pures.

Les éléments principaux auxquels le santal doit son activité sont les *santalols* ($C^{15}H^{24}O$). Le santalol oxydé par l'acide chromique en solution acétique se transforme en aldéhyde ou *santalal ;* le santalol paraît donc être un alcool primaire. L'oxydation du santalol donne de l'acide tricyclo-eksantalique.

Le santalol n'est pas attaqué par le sodium et l'alcool, mais il forme des hydrocarbures lorsqu'on le réduit par le phosphore, l'acide iodhydrique ou la chaleur. Il est oxydé par le permanganate de potasse. L'acide tricyclo-eksantalique donne des sels de cuivre et d'argent insolubles, et il est très résistant à l'oxydation,

Outre le santalol, l'essence de santal contient également du santène, une cétone, des sesquiterpènes et de l'acide térésantalique.

Une bonne essence de santal doit contenir 90 p. 100 de santalol. Le santal s'élimine par les urines et, étant oxydé par le permanganate de potasse, il en résulte qu'il y a contre-indication à employer les deux médications en même temps. C'est ce que la clinique nous avait enseigné depuis longtemps.

Les essences de santal pouvant être falsifiées ou de mauvaise qualité, on peut administrer le santalol pur en capsules. On a spécialisé ce produit sous le nom d'arhéol.

On a également essayé de joindre du salol au santal, car le premier corps est soluble dans l'essence du second. On peut formuler :

Salol	0 gr. 15
Essence de santal	0 gr. 30

pour une capsule (de 8 à 10 *pro die*).

On peut y adjoindre du bleu de méthylène :

Essence de santal très pure	0 gr. 12
Bleu de méthylène	0 gr. 03
Essence de baume de Gurgum. . . .	0 gr. 12
Essence de cannelle de Ceylan . . .	1 demi-goutte.

par capsule (de 8 à 10 par jour).

Blénal. — C'est l'éther carbonique neutre du santalol. Il ne serait pas irritant pour les muqueuses digestives comme ce dernier. Il peut être pris pur, émulsionné avec du lait, car il n'a pas de saveur. On donne XL gouttes trois fois par jour. On peut également le mettre en capsules.

Santyl. — C'est l'éther salicylique de l'essence de santal : il représente une huile presque inodore et insipide, contenant 60 p. 100 d'essence de santal éthérifiée. Il n'irriterait pas le tube digestif. On fait prendre XXX gouttes, trois fois par jour, dans du lait.

On peut le mettre en capsules et y ajouter de l'urotropine.

Parmi les autres médicaments qui passent pour antiseptiques des voies urinaires et dont l'emploi a été recommandé, citons :

Arhovine. — S'ordonne en capsules gélatineuses de 0 gr. 25 (une ou deux capsules jusqu'à six fois par jour).

Gonosane. — Nous n'avons pas de renseignements sur ce corps.

Urotropine. — C'est de l'hexaméthylène-tétramine soluble dans l'eau : combinaison d'aldéhyde formique et d'ammoniaque, sous forme de cristaux blancs sans grande saveur.

On peut l'administrer en cachets, en solution dans l'eau, seule ou associée à des sels de lithine, à la dose de 1 à 1 gr. 50 *pro die*.

Formuler :

Urotropine	âà 0 gr. 25 à 0 gr.
Benzoate ou carbonate de lithine .	

par cachet (2 à 6 par jour).

Helmitol. — C'est un anhydrométhylcitrate d'hexaméthylène-tétramine, qui est un antiseptique urinaire, par le fait qu'il met en liberté de la formaldéhyde dans l'urine.

Ce sont de fines aiguilles cristallines, blanches, sans odeur et d'un goût acidulé agréable. Solubles dans l'eau, peu solubles dans l'alcool.

Ce médicament est à peu près inoffensif. On donne des doses d'un gramme, de 2 à 4 fois par jour.

Urogosane. — C'est une combinaison de gonosane et d'urotropine. On peut formuler :

Gonosane	0 gr. 30
Urotropine.	0 gr. 15

par capsule (de 8 à 10 par jour).

CHAPITRE V

LE PARAPHIMOSIS BLENNORRAGIQUE ET SON TRAITEMENT

Nous avons observé un certain nombre de cas de paraphimosis blennorragique, qui, croyons-nous, est rare dans la clientèle privée, tandis qu'il est relativement fréquent dans la clientèle hospitalière, malpropre, négligente et ignorante. Voici comment le fait se présente habituellement. Dans le premier degré, le malade porteur d'une blennorragie, même s'il a un prépuce très peu long, fait de l'œdème de ce prépuce au niveau de la racine du gland. Il n'est pas nécessaire que le malade soit porteur en temps habituel d'un phimosis ou d'un prépuce très long; nous avons fréquemment observé du paraphimosis avec un prépuce normal couvrant seulement les 3/4 du gland. C'est dire que l'œdème inflammatoire d'origine blennorragique joue un très grand rôle dans la genèse du paraphimosis.

Dans le premier stade que nous envisageons, l'œdème est dur, le prépuce fait à la racine du gland un énorme bourrelet circulaire, et dont le maximum d'intensité s'observe de chaque côté du frein. C'est le jabot du pélican fortement distendu.

Comme conséquence de cette striction œdémateuse, il résulte un état d'érection constant du gland (non de la verge), lequel est tendu, dur, rénitent, et cet état de turgescence est un obstacle assez sérieux pour les mictions. De plus, le gland prend un aspect lisse, vernissé, luisant, il semble qu'il y ait à sa surface un badigeonnage léger de collodion. On enlève facilement par le lavage cette pellicule.

Les complications qui surviennent au premier et au second degré du paraphimosis, sont de deux ordres, à savoir une ulcération au niveau du sillon de stricture, sur le dos de la verge, et des ulcérations sur le jabot.

Si on laisse sans soins le paraphimosis au premier degré, il survient rapidement une ulcération demi-circulaire, sorte de crevasse, entre la peau de la verge restée saine, et le paraphimosis œdématié. Cette ulcération est toujours sur le dos de la verge. Elle peut devenir très profonde, selon l'intensité de l'œdème, et nous en avons vu ayant presque un centimètre de profondeur. Au début, cette crevasse est rose, rougeâtre, mais bientôt, infectée par le gonocoque, les parois en deviennent blanches. Si on la laisse sans soins, elle finit par se recouvrir d'une couenne fibrineuse, d'une fausse membrane blanchâtre et filamenteuse très adhérente dont la guérison est assez longue à obtenir.

Une seconde complication, mais plus rare, consiste en des ulcérations superficielles au niveau du jabot. La verge dont le gland et l'extrémité supérieure sont encerclés par le paraphimosis, prend l'aspect d'un battant de cloche. Le jabot inflammatoire qui se développe de chaque côté du frein atteint la grosseur d'une mandarine et, par son propre poids, vient frotter et peser sur la peau des testicules. Il en résulte des érosions superficielles, bilatérales et symétriques au début, formant une vaste et unique ulcération lorsque la lésion n'est pas traitée et que les érosions se réunissent. Elle est douloureuse et c'est ce qui décide le malade à se faire soigner.

Le traitement de ces paraphimosis est extrêmement simple.

Il n'y a pas à tenter de les réduire, c'est du temps perdu et une peine inutile. Il faut simplement faire des mouchetures dans l'œdème avec une aiguille chauffée au rouge, ou de préférence avec une pointe fine de galvanocautère; puis un pansement humide permanent de la verge avec une solution de nitrate d'argent à 1 p. 250.

Sous l'influence de ce traitement, en 48 heures à 3 jours au maximum, on assiste à la résorption de l'œdème du paraphimosis et les ulcérations sous-jacentes du jabot disparaissent.

Quant à l'ulcération dorsale, elle est plus persistante; elle dure d'autant plus longtemps qu'elle est plus ancienne; guérie presque instantanément lorsqu'elle est rosée, elle dure plus longtemps, lorsqu'elle est infectée, et il faut compter plus d'une semaine lorsqu'elle est recouverte d'une fausse membrane diphtéroïde et filamenteuse.

Pour en venir à bout, lorsqu'en 2 ou 3 jours, l'œdème a disparu sous l'influence des pansements humides, nous n'avons rien trouvé de mieux, pour guérir cette ulcération diphtéroïde, que de la panser avec de la pommade au nitrate d'argent dont nous parlerons ailleurs (page 72). Dans les formes atones et qui n'ont point tendance à la cicatrisation, il convient de saupoudrer d'un peu de stovaïne l'ulcération et de la curetter avec une curette dermatologique, puis de faire un pansement humide au nitrate d'argent à 1 p. 250 : on vient ainsi facilement à bout des ulcérations les plus rebelles.

Il nous paraît utile de faire une réflexion qui a son importance. Dans ces cas, nous n'avons jamais eu à intervenir pour réduire le paraphimosis, il faut laisser les choses en leur état après le traitement et s'occuper de guérir la blennorragie.

Le paraphimosis ou bien se réduit seul, si la longueur du

prépuce le permet, ou bien le gland reste découvert, car, tant que dure l'écoulement, il reste un peu d'induration du prépuce qui empêche toute espèce de réduction, mais cette induration est indolore, sans inconvénients et non pathologique.

CHAPITRE VI

LE RHUMATISME BLENNORRAGIQUE

Nous sommes loin du temps où l'on faisait une scission nette entre les rhumatismes, et ce temps se chiffre par à peine quinze ans. A cette époque on disait : le rhumatisme articulaire vrai est polyarticulaire, le rhumatisme blennorragique est monoarticulaire. Depuis cette époque, le rhumatisme blennorragique a été étudié avec un soin jaloux, et cela avec raison, car il est extraordinairement fréquent. Nous n'entreprendrons point de faire la bibliographie de tous les travaux parus à ce sujet, nous nous bornerons à exposer nos impressions personnelles.

Il nous paraît qu'au point de vue clinique grossier, on peut établir deux types différents qui impliquent des thérapeutiques différentes ; ce sont :

1° Le rhumatisme des grandes articulations;

2° Le rhumatisme des petites articulations.

§ 1. — Rhumatisme des grandes articulations.

Sa caractéristique est d'être pauciarticulaire. Parfois une seule articulation est prise et c'est de préférence le genou ; d'autresfois, il y a deux ou trois autres articulations malades en même temps. Mais, d'après nos observations personnelles, sans vouloir en aucune façon généraliser, lorsque le rhumatisme blennorragique atteint une ou deux grandes articulations, telle que le genou et l'épaule, il est rare qu'on voie des petites articulations prises ; ce qu'on voit plutôt, ce sont les synoviales tendineuses ou les petites bourses séreuses sous-musculaires ou sous-tendineuses, comme la bourse séreuse de la patte d'oie, les bourses sous-deltoïdienne, la rétro-calcanéenne, etc. Quoi qu'il en soit, car c'est là une question de statistique, et nous n'apportons ici que nos impressions personnelles, comment doit-on traiter l'arthrite blennorragique d'une grande articulation ? C'est surtout là le point de vue auquel nous désirons nous placer.

Presque toujours, sauf dans les formes fibreuses et ankylosantes d'emblée, il y a du liquide dans l'articulation. Le fait est presque de règle pour le genou, l'épaule, le cou-de-pied, le coude, l'articulation du poignet. Nous avons groupé les articulations en indiquant d'abord la plus fréquemment atteinte pour arriver, par ordre de décroissance, à celles les moins éprouvées. Or, que nous révèle la clinique? Elle nous apprend que ces articulations sont grosses, tendues, remplies de liquide à tel point qu'il est parfois impossible d'obtenir la sensation du choc rotulien, tant une articulation du genou peut être distendue.

Si l'on vient à ponctionner, comme nous indiquerons plus loin, une de ces articulations, que se produit-il ? On voit, la plupart du temps, lors d'une première ponction, le liquide jaillir sous pression et, fréquemment, décrire une parabole de 20 à 25 centimètres environ. D'où nous concluons que, dans la grande majorité des cas, la synoviale est très tendue et le liquide contenu y est emprisonné sous pression.

Quels sont la nature et l'aspect de ce liquide ? Ils sont variables selon les cas; nous avons observé des sérosités simples mais à reflet verdâtre par transparence, nous avons observé des sérosités louches et des sérosités d'apparence presque purulente. Si on centrifuge même un quart de minute le liquide extrait, on voit dans le culot du centrifugeur un dépôt glaireux et purulent plus ou moins abondant, mais toujours très marqué.

Si on fait des préparations de ce dépôt, on voit qu'il est constitué par du pus.

De par nos observations, nous concluons que l'arthrite blennorragique est une arthrite purulente : tantôt elle est simplement histologiquement purulente, tantôt elle l'est franchement à l'œil nu, et il existe tous les intermédiaires entre ces deux formes extrêmes.

Voyons ce que révèle l'examen microscopique : il se résume en trois constatations faciles :

1° Présence ou absence de cellules épithéliales mononucléées de la synoviale, desquamées ;

2° Présence constante de nombreux globules de pus, polynucléaires à tous les stades de dégénérescence, selon l'intensité de la maladie ;

3° Présence ou absence de gonocoques.

Lorsque la maladie est au début, on observe de très nombreuses cellules desquamées, et on voit en cela une analogie avec la blennorragie uréthrale ; au bout de quelque temps, elles disparaissent complètement, pour reparaître vers la guérison. Le nombre des globules de pus est toujours abondant, mais, où on observe des variations, c'est dans l'absence ou la présence des gonocoques.

Technique de la ponction. — MATÉRIEL. — Pour faire cette ponction, nous avons demandé à M. Simal une série de quatre petits trocarts spéciaux, qui permettent d'intervenir pour toutes les articulations et à toutes les profondeurs. Chaque trocart est composé essentiellement d'une tige en acier piquante, identique, quoique plus petite, aux trocarts de l'appareil Potain. La longueur totale en est de 2, 3, 4 et 5 centimètres, le diamètre d'environ 1 millimètre.

Les tubes-drains que l'on introduira à l'aide du trocart sont à peu près basés comme grosseur sur les tubes de Southey quelquefois employés pour le drainage des œdèmes. Comme les tubes de Southey, ils sont en argent, mais ils s'en différencient par leur pavillon qui est beaucoup plus large et mesure environ 8 millimètres de diamètre, afin de leur assurer une stabilité plus grande sous le pansement.

Il y a 4 séries de ces tubes d'une longueur de 2, 3, 4 et 5 centimètres, c'est-à-dire qu'ils sont échelonnés par centimètre afin qu'on puisse avoir recours à des longueurs différentes selon la profondeur de l'articulation ou selon l'épaisseur des tissus.

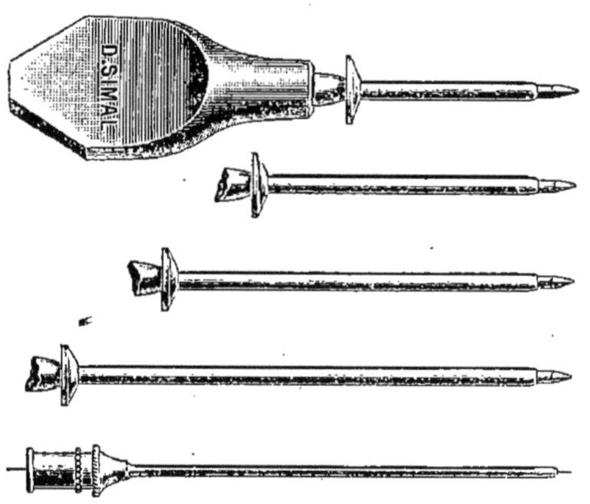

Fig. 8. — Trocarts à ponctions articulaires avec aiguille mousse.

Le dessin ci-joint de l'appareil est très explicatif.

Nous avons également fait faire, par M. Simal, une aiguille en argent jointe à l'appareil s'adaptant sur une seringue de Pravaz, en verre, et dont l'extrémité est mousse. Le calibre de cette aiguille est toujours inférieur au calibre intérieur des tubes-drains dans lesquels elle est appelée à pénétrer. Nous verrons plus loin à quel usage elle est destinée.

PONCTION. — La ponction d'une articulation (prenons le genou par exemple) est très simple ; on prend les soins d'asepsie généraux et habituels de la peau du malade et des doigts de l'opérateur. Le tube-drain à préférer est celui de 3 centimètres, bien que celui de 2 centimètres puisse à la rigueur suffire. On prend donc le trocart de 3 centimètres, sur lequel on adapte un tube-drain de même longueur, et on enduit celui-ci de vaseline stérilisée. Après avoir anesthésié par une pulvérisation de chloréthyle, on pénètre latéralement et d'un seul coup dans le cul-de-sac supérieur de la synoviale.

On maintient le tube-drain en place, et on retire le trocart. Immédiatement le trocart retiré, on voit sourdre du liquide séro-purulent sous pression, et qui est souvent projeté jusqu'à 20 centimètres. Nous conseillons d'empêcher momentanément, avec le doigt, le liquide de sortir et de mettre un second tube-drain de l'autre côté. Il y aura donc deux tubes dans le cul-de-sac supérieur, au-dessus de la rotule, un de chaque côté. Si nous conseillons d'empêcher momentanément le liquide de sortir par le premier drain, c'est afin de maintenir la distension de la synoviale pour favoriser l'introduction du second drain. Nous nous hâtons d'ajouter que souvent ce second tube-drain n'est pas nécessaire et qu'on obtient facilement la guérison avec un seul.

Lorsque les deux drains sont en place, laisser le liquide couler à sa guise, puis remplir une seringue en verre de 1 centimètre cube d'une solution de nitrate d'argent à 1 p. 250, et ajuster l'aiguille en argent mousse. On fait pénétrer cette aiguille par les tubes-drains, un peu au delà de l'extrémité du tube, ce qu'on juge approximativement, l'aiguille ayant

6 centimètres et le drain introduit ayant 3 centimètres, on fait pénétrer un peu plus de la moitié de l'aiguille, puis on pousse fortement soit la totalité, soit la moitié du contenu de la seringue. Sans s'occuper de rien, on recouvre les drains de petites compresses légèrement humides et non chiffonnées, on termine le pansement avec du taffetas-chiffon, puis du coton ordinaire stérilisé et on bande l'articulation.

Voici habituellement ce qui se passe : le malade se sent immédiatement soulagé par l'évacuation du liquide contenu dans l'articulation, mais, bientôt, il ressent une sensation de chaleur, non douloureuse, durant une demi-heure à une heure, sensation due à l'action du nitrate d'argent. Puis, toute douleur cesse, et le malade est au calme. Nous conseillons de laisser le pansement jusqu'au lendemain, surtout si on a eu soin de ne pas mettre les compresses, trop humides. On peut, si on le désire, le changer une fois. Mais, si le malade souffre, vous pouvez être assuré que cela tient à ce que le ou les drains ont quitté la synoviale, sous l'influence des mouvements du malade ou sont obstrués.

Cela nous est arrivé quelquefois au début, lorsque nous faisions nos essais avec les tubes de Southey ordinaires, ils sont insuffisamment longs, 2 centimètres, ce qui est trop peu pour une articulation du genou, et, pendant la nuit, le malade commençait à souffrir dès que l'extrémité du tube quittait la synoviale. Nous en avions l'explication facile le lendemain en constatant que le pansement n'était pas imbibé de sérosité et que celle-ci distendait à nouveau la synoviale. Du reste, les tubes de Southey, outre leur longueur insuffisante, ont le pavillon trop petit, et le pansement n'a point prise sur ce pavillon pour l'appliquer contre la peau et empêcher le tube de tourner ou de se retirer. Nous croyons avoir pallié à cet inconvénient, avec les tubes que nous préconisons.

Mieux vaut cependant, à la moindre douleur, regarder le

pansement, vérifier que le tube est bien en place, et qu'il ne s'est pas oblitéré par des coagulations fibrineuses. On le débouche et on assure sa perméabilité en passant dedans l'aiguille mousse en argent.

Mais revenons à notre sujet; on laisse, disions-nous, le pansement pendant vingt-quatre heures, et le lendemain on le change. On s'aperçoit, si le tube ou les tubes n'ont pas quitté la synoviale, qu'une abondante sérosité visqueuse, plus ou moins purulente a souillé le pansement, et que la synoviale est vide, quoique un peu épaissie. Si le drainage s'est bien fait, le malade ne doit pas souffrir et il n'y a *aucune rougeur* autour du drain, la peau et l'articulation supportent merveilleusement ces drains d'argent. Nous conseillons alors, sans toucher aux tubes-drains, d'injecter à nouveau, si on le juge nécessaire, dans la synoviale, un demi à 1 centimètre cube de solution de nitrate d'argent à 1 p. 250. On refait un nouveau pansement humide et on attend vingt-quatre heures en recommandant bien au malade de ne pas remuer la jambe. Au bout de ce temps, quarante-huit heures, par conséquent, après la ponction, on enlèvera les tubes-drains, cela se fait sans aucune douleur. Il suffit alors de mettre une compresse semi-humide, de ne pas recouvrir de taffetas gommé, mais seulement de ouate, et de faire une bonne compression.

Il est absolument nécessaire de soigner en même temps la blennorragie pour obtenir un succès rapide. L'exemple suivant le fera mieux voir que toutes les dissertations. Un de nos premiers malades entre, porteur de blennorragie, avec douleurs assez vagues dans le genou gauche et une synovite de la gaine des péroniers latéraux, sous la malléole droite, avec rougeur, tuméfaction, fluctuation, douleur intense et intolérable. Nous introduisons un tube-drain dans la gaine tendineuse et injectons du nitrate d'argent. Le lendemain, vingt-quatre heures après, le malade ne souffre plus, on lui retire son tube, et jamais il ne s'est plus plaint de cet endroit où la guérison a persisté sans aucun ennui. Mais voici le revers de la médaille : vingt-quatre heures après, l'articulation du genou gauche était devenue très douloureuse et très fortement distendue par du liquide.

On ponctionne et on injecte du nitrate, soulagement momentané ; nous disons momentané, car, dix-huit heures après la ponction, le malade commence à souffrir du même côté, mais plus bas. A la visite, nous l'examinons, et nous constatons que le seul tube employé a quitté la synoviale, qu'il ne draine plus et qu'il s'est reformé un peu de liquide. Eh bien, malgré cela, l'articulation du genou n'était pas douloureuse, c'était la bourse séreuse située sous la patte d'oie qui s'était prise et qui déterminait des douleurs atroces. Elle est ponctionnée, et immédiatement la douleur cesse. En présence de ces reprises du rhumatisme, nous nous décidons à laver le canal uréthral avec une solution de nitrate d'argent à 1 p. 10.000, selon la technique que nous avons indiquée ailleurs. Nous avons ponctionné, une nouvelle fois, l'articulation du genou, mais avec la satisfaction de guérir rapidement en deux semaines le malade de sa blennorragie et de son rhumatisme blennorragique sans que celui-ci ait tenté de nouvelles attaques.

Le fait, du reste, est facile à concevoir : il y a un foyer urétral de gonococcie, et ce foyer présente une fissure par où le gonocoque pénètre dans la circulation et est véhiculé jusqu'aux articulations, où il va coloniser avec plus ou moins d'intensité.

On peut guérir ces articulations, mais le passage du gonocoque continuant, cette articulation peut être derechef atteinte, ou bien ce sera une autre articulation, une autre bourse ou gaine synoviale qui subira les atteintes de l'infection. La guérison du rhumatisme blennorragique ne se conçoit pas si on n'obtient pas parallèlement la guérison de la blennorragie elle-même.

Partant de cette observation, il est impossible de fixer une loi générale pour le traitement, et l'on peut se trouver obligé de ponctionner une, deux, ou trois fois une articulation. L'indication ressort de l'observation médicale. En tous cas, si nous nous en rapportons à 6 cas traités ainsi, on obtient la guérison en trois semaines environ. L'épaississement de la synoviale consécutif à l'injection disparaît rapidement et sans ankylose, et l'atrophie musculaire du quadriceps s'améliore rapidement. Il nous reste à envisager les lieux d'élection de la ponction, et les suites immédiates et éloignées.

Lieu d'élection de la ponction. — Le lieu d'élection se déduit de lui-même, d'après l'examen local et d'après les notions anatomiques. En principe, il faut ponctionner là où la synoviale est le plus distendue, où elle bombe le plus nettement, où on sent le maximum de fluctuation. Peu importe l'endroit exact, il suffit de se rappeler ses notions d'anatomie afin d'éviter de blesser les artères, les veines ou les nerfs. Nous n'insisterons donc pas sur ce point, car cela nous conduirait à envisager l'anatomie régionale des articulations, et c'est une question trop connue pour y revenir. Nous dirons simplement, pour rassurer nos confrères, que nous avons ponctionné toutes les grandes articulations et que nous n'avons eu aucun ennui. S'ils se trouvent dans la nécessité de pratiquer cette intervention, ils n'ont qu'à se reporter à leurs traités d'anatomie ou de médecine opératoire.

Résultats. — Quant aux résultats immédiats, il est nécessaire de les connaître et de prévenir le malade, afin qu'il n'accuse pas l'intervention de ce dont elle n'est pas responsable.

Tout d'abord, et cela est classique, les arthrites gonococciques déterminent de l'atrophie musculaire de voisinage.

Or, lorsque l'articulation est vidée, que le liquide ne se reproduit pas, qu'elle est moins grosse, l'atrophie devient plus apparente, sans avoir cependant changé d'aucune manière. Cette atrophie guérira complètement à la longue, mais il est utile d'en avertir le malade, afin qu'il n'accuse pas une intervention qui n'a rien à voir en la matière.

En second lieu, lorsque l'arthrite est guérie, qu'il n'y a plus de douleurs, que peu ou pas de liquide, il est manifeste qu'il reste un épaississement de la synoviale, qui disparaît à la longue et par le temps. On voit que la rotule paraît plus large que du côté opposé, que la synoviale est plus épaisse, mais ceci encore n'a rien à voir avec l'intervention, c'est le résultat de l'inflammation, et avant que tout soit revenu à l'état normal, il faut du temps, trois semaines environ ou plus.

Cette double constatation, qu'il est prudent de faire remarquer au malade, entraîne le médecin à donner encore quelques soins pour obtenir la restitution *ad integrum*. Nous ferons observer que nous n'avons jamais eu à enregistrer d'ankyloses ni de raideurs après le traitement que nous proposons. Les soins consécutifs à la ponction sont les suivants:

Pendant huit à dix jours, garder le repos le plus complet possible, peu de marche et surtout pas de fatigue. Puis, au bout de ce temps, grands bains sulfureux prolongés, massage de l'articulation, et maintenir une genouillère ou un bandage pendant environ quinze jours à un mois.

Nous revenons à nouveau sur la nécessité de la guérison de la blennorragie, qui nous a été démontrée comme par une expérience. Il s'agit d'un malade entré dans le service de M. Queyrat avec une blennorragie datant de seize mois et un rhumatisme blennorragique des deux genoux datant de quinze mois. La blennorragie, contenant encore de très nombreux gonocoques, s'accompagnait d'urétrorragies. Les deux genoux sont extrêmement déformés, tendus, très douloureux, les culs-de-sac synoviaux sont très épaissis et on constate comme de la fluctuation. Mais cette fluctuation est trompeuse, car des ponctions n'ont pas donné une goutte de liquide. Il y a impotence fonctionnelle absolue, les deux genoux sont ankylosés. L'atrophie des quadriceps est très prononcée. Inutile de dire que depuis quinze mois le malade a suivi tous les traitements possibles : pointes de feu, aspirine, etc., et cela sans résultat. Voyant qu'il s'agissait d'une forme fibreuse épaississante et ankylosante qui s'opposait à toute espèce de traitement local, nous nous bornons, malgré les urétrorragies, à désinfecter le canal urétral par de grands lavages au nitrate d'argent à 1 p. 10.000. Au bout de quinze jours, la guérison était obtenue et nous avons eu alors la satisfaction de voir les genoux diminuer de volume, devenir moins douloureux.

Au moment où nous écrivons ces lignes, un mois après, des mouvements de flexion très étendus sont possibles pour le genou gauche, qui marche d'étapes en étapes vers la guérison. Les mouvements du genou droit ne sont pas encore revenus, mais il est déjà très diminué de volume.

L'amélioration a commencé à se produire dès la guérison de l'écoulement.

Une autre observation, qui a la valeur d'une expérience, nous a été fournie par une malade de ville. Il s'agit d'une jeune femme qui vint nous consulter pour une arthrite ankylosante du coude droit et un épanchement dans le genou gauche. Au bout de six mois de traitement, nous n'obtenions qu'une diminution sensible de l'épanchement et l'absence de douleur dans le coude presque ankylosé dans une situation vicieuse, c'est-à-dire dans un angle de 65°. Heureusement pour elle, cette femme vint à souffrir sérieusement dans la région pelvienne, et, à l'examen, nous constations une collection salpingienne.

Quelque temps après, une intervention parut nécessaire et fut pratiquée. Elle consista en une hystérectomie sus-vaginale, avec ablation des ovaires et des trompes. Les trompes, transformées en cavités kystiques remplies de pus, étaient infectées par du gonocoque, ainsi que nous le montra l'examen microscopique. La guérison opératoire, jointe à des injections vaginales constantes avec une solution de permanganate de potasse, eut sur les manifestations articulaires un retentissement extraordinaire. En moins d'un mois, le genou était guéri, et des mouvements du bras pouvaient être obtenus. Trois mois après, sous l'influence de massages et de mobilisation, l'ankylose du coude avait disparu, tous les mouvements étaient devenus possibles, sauf peut-être une légère limitation de l'extension. Cette guérison s'est constamment maintenue depuis. Nous avons toujours ce cas présent à la pensée, car il prouve que, récent ou ancien, visible ou caché, un foyer gonococcique est dangereux pour les articulations. Nous irons plus loin ; même si dans le pus de ce foyer on ne retrouve que difficilement le gonocoque, il convient néanmoins de l'incriminer, lui ou ses toxines. Dans les infections gonococciques chroniques, il se produit quelque chose d'analogue à ce qui se passe dans la tuberculose. Le gonocoque peut ne pas apparaître à première vue, alors qu'il est, dans la coulisse, l'agent pathogène, de même que le bacille de Koch n'apparaît que peu dans les ganglions ou dans le pus des écrouelles alors que la lésion est indiscutablement occasionnée par lui.

Le chapitre des gonococcies chroniques, viscérales ou autres, n'est pas encore ouvert, ce qui est regrettable; mais, lorsqu'il le sera, on sera étonné de son étendue. Nous pensons, en effet, que nombre de cas de néphrites chroniques classées actuellement dans le mal de Bright, que nombre de cas d'hypertrophies prostatiques, de cystites chroniques, de sciatique, d'arthrites plus ou moins sèches ou plus ou moins chroniques, voire même des affections chroniques méningo-médullaires, seront attribuées à une gonococcie chronique. La blennorragie ne doit pas, à notre avis, être considérée comme une simple infection aiguë accidentelle de l'urèthre, c'est plus que cela, c'est une maladie chronique, c'est une infection durable, tenace, trop souvent négligée, et dont les conséquences sont parfois très graves.

Dans ces formes de gonococcie chronique, on peut ne pas rencontrer l'agent pathogène aussi facilement qu'on le trouve dans le pus d'une blennorragie aiguë, les recherches peuvent même rester négatives, et cependant son rôle est indéniable. L'insuffisance de nos moyens d'investigation, les transformations vitales ou biologiques du parasite doivent seules être incriminées et non son absence. Nous ne considérerons que le fait suivant : il y a des femmes atteintes de salpingite purulente chronique, ou bartholinite chronique où nous sommes incapables de rencontrer le moindre gonocoque, mais si un jouvenceau s'aventure avec elles, il contractera fréquemment la blennorragie; et le pus de son urètre contiendra du gonocoque. Là où la clinique, là où le laboratoire sont incapables de le déceler, la médecine expérimentale est venue, avec certitude, témoigner sa présence.

§ 2. — Rhumatisme des petites articulations.

Ce rhumatisme se présente en clinique avec des allures bien spéciales qui ne ressemblent à rien d'autre. Une observation typique nous servira d'exemple. Une jeune femme, quelques jours avant ses époques, présente quelques pertes blanches inquiétantes, puis les règles apparaissent peu abondantes et formées de sang noir. Au bout de vingt-quatre heures, elles s'arrêtent et un mouvement fébrile se dessine. Des douleurs assez vives se manifestent dans les épaules, au niveau du poignet et du genou, déterminant de l'impotence fonctionnelle. La malade prend le lit, elle accuse des douleurs dans la diaphyse des os, sans localisation nette, et un malaise général. A l'examen, nous ne constatons aucun point douloureux précis, et l'exploration est même impossible, tant des attouchements même légers sont insupportables. Nous pensons à un rhumatisme anormal et la malade est mise au traitement par l'aspirine. Le lendemain, douleurs vives et diffuses un peu partout. Au bout de quarante-huit heures seulement, il est possible de préciser les articulations prises, et voici ce que nous avons constaté :

1° L'articulation métatarso-phalangienne du gros orteil gauche est tuméfiée, rouge, luisante, douloureuse, avec de l'œdème péri-articulaire, absolument comme dans un accès de goutte ;

2° L'articulation métatarso-phalangienne de la 3e phalange du pied droit avec douleur très vive et irradiée à ce niveau sur toute une partie de la plante du pied.

Sur le dos du pied, il y a au contraire de l'œdème diffus, rouge, inflammatoire, avec douleur très vive et élévation de la température locale.

3° L'articulation tibio-péronière supérieure gauche. Ici il y a un tel gonflement, une telle douleur et rougeur que nous pensons à un épanchement purulent, mais une ponction exploratrice ne ramène rien. La grande articulation du genou gauche est complètement indemne.

4° Deux petites articulations médio-carpiennes de chaque côté. Les articulations carpo-métacarpiennes et les grandes articulations du poignet sont absolument indemnes. A gauche, c'est l'articulation du pisiforme et celle qui est située entre le grand os et l'os crochu qui sont prises ; à droite, ce sont les articulations au niveau du scaphoïde, du semi-lunaire avec les autres petits os sous-jacents. Très rapidement, au niveau du poignet et sur une large étendue, il se forma un œdème inflammatoire rouge très douloureux avec élévation de la température locale. Le poignet se met dans un état de flexion très prononcé sur l'avant-bras, de même que les phalanges entre elles.

5° L'articulation sterno-claviculaire du côté droit est douloureuse, mais il y a peu de gonflement.

6° L'articulation acromio-claviculaire du côté gauche est extrêmement douloureuse et tendue, et détermine l'immobilisation de l'épaule, bien que la grande articulation soit indemne.

La température ne dépassa presque jamais 38°,8 et a toujours oscillé autour de 38°,2 à 38°,5.

Cette localisation systématique à un certain nombre de petites articulations est extrêmement curieuse et se maintint en état, sans changement appréciable aucun pendant environ 1 mois et demi. C'est alors que nous observons, après une légère augmentation de la température, une complication presque unique de la gonococcémie. Une tuméfaction indurée et rouge se manifesta au niveau de la fesse gauche, assez haut, elle était peu douloureuse. En même temps, apparurent autour quelques petits furoncles, trois à quatre très petits. Nous surveillons cette tuméfaction indurée, qui, dans notre esprit, était occasionnée par une irritation due au décubitus dorsal prolongé, de même que les furoncles, et, malgré l'absence de fluctuation, nous fîmes une incision qui permit l'issue de 200 grammes de pus environ. Le résultat de l'examen bactériologique de ce pus en frottis direct et en culture sur milieu de Wertheim, donna le résultat suivant : une culture abondante et pure de gonocoques que nous avons pu réensemencer à plusieurs reprises et qui présentèrent une très grande vitalité. Nous avons regretté de n'avoir pas examiné le pus des furoncles, surtout lorsque le laboratoire nous eut démontré l'existence d'une collection fessière purulente sous-cutanée à gonocoques purs. Ce fait est, croyons-nous, extraordinaire, car, à part les infections purulentes gonococciques génitales ou péri-génitales, on n'a guère décrit que quelques faits de pleurésie gonococcique ; mais nous ne pensons pas que les phlegmons du tissu cellulaire sous-cutané à gonocoques aient été fréquemment observés.

Les points très importants de l'observation ci-dessus furent les suivants. A partir de l'évacuation de cette collection purulente, pansée avec tous les soins désirables, les phénomènes inflammatoires du côté des articulations commencèrent à diminuer, et, un mois et demi après, le rhumatisme était complètement guéri sans raideurs ni ankyloses. Il avait duré trois mois. Les règles réapparurent normales et abondantes. Il est vrai que la malade recevait deux injections vaginales quotidiennes de permanganate de potasse à 1/4.000 ; mais l'amélioration du rhumatisme ne commença à se manifester nettement qu'après le traitement de l'abcès, c'est-à-dire après la suppression du foyer gonococcique purulent.

Cette observation nous a aussi permis de constater le fait suivant, intéressant au point de vue du rhumatisme blennorragique, à savoir, la possibilité de douleurs osseuses, ou que l'on peut ainsi qualifier, lorsqu'elles se manifestent dans la diaphyse des os longs, tel le tibia, tel l'humérus, et cela sans que l'examen visuel ni la palpation ne révèlent aucune anomalie ou aucune lésion appréciable. Le toucher même n'augmente pas ces douleurs. Les malades disent souffrir *dans l'os*. S'agit-il dans ces cas d'une sorte de médullite osseuse due à la gonococcémie ? Le fait est très probable.

Cette forme de rhumatisme des petites articulations, que nous venons de signaler, ne prête pas à des ponctions comme celles que nous avons préconisées pour les grandes articulations, mais, malgré tout, il faut faire un traitement local en même temps que général.

Le traitement général qui, en plusieurs cas, nous a paru donner les meilleurs résultats, consiste en l'administration interne de levures de vin et de bière sélectionnées. Le produit désigné sous le nom de staphylase nous a donné de bons résultats. Il convient de le continuer pendant un à deux mois, sans interruption.

On fera bien également de faire une antisepsie générale, et le mieux, en l'occurrence, consiste à faire tous les deux jours une injection sous-cutanée d'électrargol à la dose de 3 centimètres cubes. On fait une série de 6 injections, puis on laisse reposer le malade pendant dix jours et on renouvelle la série de 6 injections.

Contre l'élément douleur, il est bon d'avoir recours aux médicaments antirhumatismaux, tels l'aspirine ou le salicylate de soude, ou antinévralgiques, tels le pyramidon. On peut les associer ou les administrer isolément.

Il y a lieu également de faire un traitement local, et pour cela on aura recours à des pommades au salicylate de méthyle. Mais ces pommades sentent très fort et souvent incommodent le malade, même si on diminue l'odeur du salicylate de méthyle au moyen de l'essence de lavande. On peut alors remplacer le salicylate de méthyle par l'ulmarène ou le mésotane, ou simplement par un liniment comme, par exemple, le suivant :

Huile de jusquiame.	àâ 20 grammes
Huile de camomille camphrée. .	
Laudanum de Rousseau	XX gouttes

S'il n'y a que peu d'articulations atteintes, on peut, selon les circonstances, avoir recours soit à des cataplasmes laudanisés, soit à des pointes de feu. Ces dernières ne sont applicables que si la peau n'est pas rouge, œdématiée, et simplement comme révulsif en cas de douleur profonde.

Il va de soi que l'on s'occupera avec soin de désinfecter le foyer initial de gonocoques, c'est, à notre avis, le point le plus important du traitement.

Nous n'insisterons pas davantage sur cette question des arthrites blennorragiques, car il n'a jamais été dans notre intention de faire, à ce sujet, un article de manuel ou de traité.

CHAPITRE VII

LES DERMATOSES AVEC PYODERMITES ET LEUR TRAITEMENT PAR LES COMPRESSES DE NITRATE D'ARGENT

Il n'est point d'usage d'employer des pansements humides au nitrate d'argent, et cependant c'est un tort, selon nous, car on en obtient des résultats absolument remarquables. Voici dans quelles circonstances nous avons été amené à les utiliser :

Il y a trois ans, nous avons soigné un enfant d'un an qui avait été nourri au biberon. Cet enfant, comme cela se produit assez fréquemment, fut atteint d'un eczéma facial siégeant sur les pommettes et sur le front, donnant cet aspect si commun d'eczéma en ailes de papillon.

Bientôt l'eczéma gagna tout le cuir chevelu. Deux mois se passèrent sans qu'il fût possible d'en venir à bout, mais bientôt un événement très grave se produisit, l'eczéma s'infecta et des pustules d'impétigo aigu se greffèrent dessus. La fièvre survint et la pyodermite impétigineuse se généralisa en moins de quarante-huit heures. Tous les traitements classiques furent employés, les antiseptiques usuels furent impuissants, les pustules d'impétigo firent place à des ulcérations suintantes ; bientôt l'infection gagna les muqueuses, et une bronchopneumonie impétigineuse emporta l'enfant au bout de six jours, sans avoir pu, à aucun moment, enrayer la marche de cette terrible maladie. La mère, qui soignait avec un admirable dévouement son enfant, fut prise à son tour sur la face d'un violent impétigo pustuleux, la fièvre se déclara, les pustules d'impétigo s'ombiliquèrent au point de prendre l'aspect de pustules varioliques. Ni l'eau oxygénée, ni les pulvérisations de sublimé n'enrayaient la marche de la maladie ; en vingt-quatre heures, le nombre de pustules avait doublé et quelques-unes, ouvertes, prenaient le caractère ulcéreux. En présence de l'acuité et de la virulence de l'infection, redoutant des complications graves et même une issue fatale, nous n'avons pas hésité à faire faire des pansements humides avec une solution de nitrate d'argent à 1 p. 250. Ce fut une transformation à vue d'œil : au bout de vingt-quatre heures, il n'y avait plus une pustule, toutes étaient vidées et l'ulcération sous-jacente absolument rose et lisse. Quelques jours après, tout était rentré dans l'ordre, les quelques pustules en incubation qui se présentaient sur les parties saines, était immédiatement soumises aux compresses de nitrate d'argent. Vingt-quatre heures suffisaient pour en venir à bout. En quatre jours, toute trace d'infection avait disparu, mais il fallut attendre que la coloration noire laissée par le nitrate d'argent disparût, cela demanda six à sept jours. La guérison fut alors complétée par la disparition de la couleur inhérente au traitement, et il ne resta aucune trace de la maladie. si ce n'étaient deux petites marques persistantes au niveau des ulcérations les plus profondes.

Enhardi par ce succès, nous n'avons plus hésité à avoir recours aux pansements nitratés humides dans notre pratique privée.

Un second cas se présentait bientôt à nous, c'était une jeune femme, femme d'un marchand de vins, qui présentait aux deux mains et aux deux avant-bras une dermite professionnelle, prurigineuse, suintante et constellée de pustules dont quelques-unes atteignaient la grosseur d'un petit pois. Cette malade présentait ces lésions depuis six mois environ, elle avait déjà subi de nombreux traitements et l'affection, malgré tout, s'aggravait, lorsqu'elle vint nous consulter. Au bout de quatre pansements humides (en 48 heures) tout était rentré dans l'ordre ; les pustules, évacuées, laissaient à leur place une ulcération minuscule rosée et sèche, la dermite ne suintait plus. Mais la malade continua son métier malgré nos objurgations et on vit réapparaître par places des petites fissures ou exulcérations fissuraires suintantes, mais sans pustules. Nous conseillons de remettre des pansements humides sur chaque fissure ou exulcération qui tendait à réapparaître, et, au bout de quinze jours, la guérison était obtenue, mais les mains étaient noires. Nous persuadons à la malade d'aller alors passer trois semaines à un mois à la campagne et de quitter momentanément ses occupations. C'est ce qu'elle fit, et elle revint au bout de ce temps complètement guérie, les mains absolument normales : elle avait fait peau neuve et, depuis deux ans, sa lésion n'est point réapparue.

En même temps, nous avons soigné un enfant de 7 ans, porteur, au niveau du creux poplité, des deux côtés, d'eczéma fissuraire et suintant avec formation, de-ci, de-là, de pustules, d'ulcérations superficielles et assez étendues. Cette lésion datait de sept mois. Nous essayons d'abord les traitements classiques, oxyde de zinc, glycérolé d'amidon, glycérolé cadique faible, mais tout cela sans succès ; au contraire, la lésion s'aggravait de plus en plus. Nous appliquons alors les compresses de nitrate. En peu de jours, tout paraissait complètement guéri, sauf naturellement la coloration noire. Mais l'enfant indocile se grattait constamment et on vit réapparaître d'abord des petites fissures, puis des petites ulcérations superficielles, suintantes. Nous faisons mettre un pansement humide sur chaque point qui tendait à récidiver ou était simplement suspect. Nous eûmes la satisfaction en trois semaines d'obtenir une guérison parfaite, et, huit jours après, toute coloration noire avait disparu. Il ne s'est jamais rien reproduit depuis à cet endroit.

Une autre observation montrera également les résultats excellents du pansement au nitrate d'argent. Il s'agit d'un enfant de 6 ans que nous avions déjà soigné à l'âge de 2 ans pour des poussées eczémateuses tenaces et rebelles. Cet enfant commence à nouveau un eczéma léger de la face et du cuir chevelu. On n'en tient pas compte tout d'abord, mais l'enfant se gratte beaucoup et bientôt apparaissent dans le cuir chevelu et sur le front quatre ou cinq pustules d'impétigo. Nous sommes alors demandé et constatons, somme toute, une lésion peu grave et pour laquelle nous conseillons le traitement habituel : mais, quarante-huit heures après, survient une éruption impétigineuse formidable et confluente occupant tout le cuir chevelu, le front, les oreilles, une partie de la figure; puis des lésions pustulo-ulcéreuses se développent sur la cuisse, à la jambe, à l'avant-bras. De la conjonctivite avec œdème des paupières survient. A grand'peine, tellement ils sont collés, nous parvenons à couper les cheveux sans cependant le faire d'assez près.

Nous sommes littéralement débordé par cette efflorescence qui gagnait sans cesse et en trois jours atteignait une intensité exceptionnelle. Nous n'avons alors aucune hésitation et faisons faire par une garde-malade des pansements humides au nitrate d'argent. En 48 heures, les croûtes, les pustules disparurent et on put couper à la tondeuse les cheveux de l'enfant. Puis, nous ordonnons à la garde d'appliquer partout où un suintement, une ulcération, une pustule ou une croûte viendrait à se produire, des pansements humides au nitrate. En dix jours, la guérison était obtenue, sauf naturellement la coloration noire, qui disparut très vite. Ce temps peut paraître encore assez long, mais, à notre avis, il est bien court, étant donné que nous avions la réapparition de-ci, de-là de petits placards eczémateux suintants. Or, comme nous l'expliquerons plus loin, l'action si merveilleuse du nitrate sur l'infection est plus lente sur l'eczéma.

Nous pourrions multiplier les exemples pris dans notre pratique privée, nous préférons rapporter quelques observations prises à l'hôpital Cochin-Annexe.

Obs. I. — Un blanchisseur, âgé de 41 ans, entre dans le service le 25 juillet, pour un eczéma artificiel occasionné par des acides et datant de fin mai. Cet eczéma tenait les avant-bras, jusqu'au coude et était parsemé de nombreuses vésico-pustules et de croûtes mellicéreuses. On fait quatre pansements humides au nitrate d'argent à 1 p. 250, les 25, 26, 27 et 28. Le 28, la maladie est considérablement améliorée, les vésicules de pus ont totalement disparu, il ne reste plus que quelques ulcérations en voie de dessiccation, principalement au niveau des poignets. On fait quelques onctions au glycérolé d'amidon, et, le 2 août, le malade sort complètement guéri.

Obs. II. — Un coiffeur, âgé de 29 ans, entre le 22 juillet pour un eczéma professionnel des mains datant de décembre 1907. Ce malade présente un eczéma sec desquamatif à la face palmaire et de nombreuses vésico-pustules à la face dorsale. Jusqu'à son entrée, ce malade a été soigné classiquement par des dépuratifs et des traitements locaux à l'oxyde de zinc et à l'huile de cade.

Le 23, on fait un pansement humide au nitrate. Dès le lendemain, amélioration considérable. Les vésico-pustules ont disparu; la peau est nette, détergée; les ulcérations sont en voie de dessèchement.

Le 24, les mains du malade sont laissées à nu jusqu'au soir, et on met un pansement au nitrate pour la nuit.

Le 25, il ne reste plus que quelques petites ulcérations en voie de guérison au niveau des doigts. Le 26, on fait un nouveau pansement humide au niveau des doigts seulement.

Le 28, le malade ne présente plus qu'une seule petite ulcération au niveau de la 2e phalange de l'index droit et l'on applique un dernier pansement.

Le malade sort le 29 au matin complètement guéri, et, le 2 août, il revient nous voir, toute coloration noire a disparu.

Malheureusement, il reprend son métier, et, le 13 août, il revient avec une tendance à la reprise de l'eczéma. Deux pansements humides en viennent à bout. Nous avons revu le malade en bon état, mais il n'avait pas repris sa profession, que, du reste, nous lui avons conseillé d'abandonner.

Obs. III. — Un tonnelier vient dans le service pour un eczéma suintant et infecté des deux avant-bras, avec croûtes mellicéreuses d'un demi-centimètre d'épaisseur. Au bout de 3 pansements humides de nitrate, il paraissait guéri, mais après vingt-quatre heures, on voyait réapparaître sur la peau de petites crevasses, des fissures suintantes. Nous l'avons alors soigné par de grandes onctions au glycérolé d'amidon, alternées selon l'apparence de la lésion avec des pansements humides au nitrate. En trois semaines, nous obtenions la guérison d'une maladie rebelle qui durait depuis plus de six mois.

Il nous serait facile de multiplier ces observations, nous nous bornerons dans une vue d'ensemble à exposer le *modus faciendi*, à énumérer les résultats qu'on peut en attendre et les affections pour lesquelles ce traitement est indiqué.

Technique des pansements. — Pour éviter de se noircir les mains, il convient de mettre des gants de caoutchouc. Ici les précautions antiseptiques sont inutiles, car le nitrate est si violemment antiseptique par lui-même qu'il n'y a rien à redouter.

On met dans un bol une solution de nitrate d'argent à 1 p. 250, et on imbibe des compresses de gaze hydrophile dans cette solution. On applique ces compresses très légèrement exprimées sur la lésion, en ayant soin de garnir le lit soit avec du papier, soit avec du linge sacrifié, car il ne faut pas oublier qu'à ce taux, le nitrate d'argent détermine sur le linge des taches noires indélébiles. Avec un peu de précaution, on arrive très facilement à les éviter. On recouvre le pansement de taffetas gommé et on entoure les bords avec une forte couche de coton hydrophile pour absorber l'excès de solution qui pourrait s'écouler par dessous le taffetas. On maintient en place par une bande de crêpon Velpeau.

Le pansement, absolument indolore, est laissé en place pendant vingt-quatre heures. A ce moment, on le change et on fait les remarques suivantes : le pansement est complètement sec et la peau sous-jacente également, contrairement à ce qui arrive avec les autres pansements humides. Jamais on n'observe cette macération de l'épiderme avec vésiculisation qui est si fréquente avec les pansements humides ordinaires. Le pansement est même tellement sec qu'il adhère parfois à la peau et qu'il faut bien faire attention, en le détachant, de ne pas excorier l'épiderme. Les vésicules de pus, s'il en existait, ont complètement disparu; la sécrétion est à peu près tarie, s'il s'agissait d'une lésion suintante; les croûtes sont tombées. S'il est nécessaire, on appliquera un second, puis un troisième pansement, mais il est d'ordinaire inutile de dépasser trois jours. Il peut être bon de laisser la peau à l'air, sans grattage, pendant une demi-journée, dans l'intervalle de deux pansements. Cette façon d'agir a l'avantage de permettre à la lumière de réduire le nitrate d'argent. Il se forme alors, sur toute la surface épidermique, une petite pellicule noirâtre et luisante qui commence à se détacher dès le 2e à 3e jour, et qui est tout à fait évacuée vers le 7e jour. Il s'est fait une peau neuve et normale en dessous.

Les inconvénients de ces pansements bien maniés sont

nuls. Ils représentent le traitement de choix de toutes les pyodermites intenses, des impétigos graves et térébrants, des infections récidivantes ou dangereuses de la peau, des rupias syphilitiques (à condition, naturellement, de faire, en même temps, dans ce cas, le traitement interne mercuriel).

Nous les considérons comme un remède souverain des gerçures et crevasses douloureuses du sein, au cours de l'allaitement. Nous les appliquons alors pendant la nuit, dans l'intervalle des tétées, on peut les laisser en place huit à neuf heures. Deux pansements humides suffisent en général, et il n'y a aucun inconvénient à faire téter le bébé au sein qui a été pansé.

Nous les considérons également comme un des meilleurs traitements de l'érysipèle, dont ils abrègent la durée, diminuent la douleur, et nous n'hésitons pas à les appliquer à la face.

Enfin, dans les éruptions varioliformes localisées suffisamment, il convient d'y avoir recours.

Nous pensons que les pansements humides au nitrate sont les meilleurs remèdes des eczémas suintants et très prurigineux. Nous les avons employés contre les eczémas de la verge et du scrotum, contre les intertrigos divers, et cela toujours avec succès. En 2 ou 3 pansements, l'amélioration est telle que l'on a l'illusion d'une guérison totale. Je dis l'illusion, car nous connaissons la ténacité de l'eczéma dont la date d'apparition est déjà très ancienne lorsqu'on vient réclamer nos soins. Tout n'est donc pas terminé après 3 pansements; il convient, pour assurer la stabilité de la guérison, de faire faire peau neuve au malade. Pour cela, il faut du temps. Aussi, après deux jours de pansements humides, intervalle d'une journée, puis application du 3e pansement, nous conseillons pendant plusieurs jours, cinq ou six, de faire de grandes onctions au glycérolé d'amidon, de façon continue, ou d'appliquer des pommades à l'huile de cade et oxyde de zinc ou à l'oxyde de zinc seul. On s'aperçoit alors des îlots eczémateux totalement guéris, s'il reste des placards qui ont tendance à suinter et à se frisurer; on recommence pour eux les compresses de nitrate d'argent, suivies à nouveau de glycérolé d'amidon.

Nous avons guéri ainsi en quinze jours, trois semaines, un mois au maximum, des eczémas anciens et profonds où la thérapeutique classique s'était montrée insuffisante.

Nous les conseillons également contre les radio-dermites.

Nous pensons avoir rendu service à nos confrères en leur ayant signalé les bons résultats qu'on peut obtenir des pansements humides au nitrate d'argent; notre conviction est si ferme que nous sommes assuré que leurs observations viendront corroborer les nôtres. Le seul ennui est la coloration noirâtre de la peau, mais elle ne dépasse guère une huitaine de jours, et souvent elle est peu intense.

CHAPITRE VIII

DE L'EMPLOI DE LA POMMADE AU NITRATE D'ARGENT DANS LE PANSEMENT DES CHANCRELLES OU DES ULCÉRATIONS VÉNÉRIENNES.

Il y a bientôt un an que, frappé des bons résultats obtenus avec le nitrate d'argent dans le traitement de certaines dermatoses, nous demandions à notre ami, M. Guillaumin, s'il ne serait pas possible de préparer des pommades au nitrate d'argent. La réponse qu'il nous fit d'abord fut que cela n'était point facile, attendu que le nitrate d'argent, puissant réducteur, devait théoriquement altérer immédiatement les corps gras avec lesquels il était en contact. Nous avions prévu les difficultés, mais nous pensions qu'elles n'étaient point insurmontables, et nous avons prié M. Guillaumin de nous préparer une ou plutôt des pommades de la manière suivante : Partant de ce principe que le nitrate d'argent est soluble dans son poids d'eau distillée froide, il était possible d'incorporer cette minime quantité d'eau avec un mélange de vaseline et de lanoline. C'est ainsi que M. Guillaumin nous prépara trois pommades selon les formules suivantes :

α) Nitrate d'argent	0 gr. 20	
Lanoline	10	»
Vaseline	10	»

(Pommade au 1/100e.)

β) Nitrate d'argent . . . . 0 gr. 10
Lanoline . . . . 10 »
Vaseline . . . . 10 »
(Pommade au 1/200e.)

γ) Nitrate d'argent . . . . 0 gr. 05
Vaseline . . . . 10 »
Lanoline . . . . 10 »
(Pommade au 1/300e.)

Voici ce que nous avons observé avec ces pommades primitives. Mises dans un pot de porcelaine bien bouché, elles sont restées sans transformation aucune pendant deux mois. Ce n'est qu'au bout de ce temps qu'elles ont commencé à brunir légèrement. Aujourd'hui, bien qu'elles datent d'un an, elles ne présentent qu'une coloration marron peu foncée. Ce fait montre donc la stabilité relative des pommades au nitrate d'argent en vase clos, et l'on peut en conclure que rien ne contre-indique leur emploi, il suffit de les faire renouveler assez souvent et de n'en pas conserver au delà d'un mois.

Les pommades au nitrate d'argent nous ont donné les meilleurs résultats dans le traitement de nombreuses ulcérations vénériennes en général, et des chancres mous en particulier; elles guérissent facilement même les ulcérations les plus étendues. Voici comment il convient de procéder :

1° Bien laver la partie malade trois fois par jour avec un petit tampon de coton hydrophile imbibé d'une solution d'oxycyanure d'hydrargyre au millième, ou simplement d'eau propre, bouillie;

2° Après ce lavage, appliquer une couche assez épaisse de la pommade au nitrate d'argent au centième, et recouvrir d'un peu de gaze hydrophile, légèrement humidifiée ou non. Si la lésion siège entre le gland et le prépuce, on peut mettre seulement deux ou trois épaisseurs de gaze, et recouvrir le gland par-dessus avec le prépuce.

Ces pansements seront faits trois à quatre fois dans la journée ; on les continue pendant deux, trois, quatre jours au maximum, et, sous leur influence, on voit le fond du chancre se déterger de plus en plus. Lorsque ce fond est à peu près propre et n'est plus anfractueux ni recouvert d'une couenne fibrino-purulente, quand on observe que les bords deviennent rosés et tendent à la cicatrisation, ce qui, d'ordinaire, se produit vers le 3e jour, on se contentera, après lavage de la plaie, de la saupoudrer soit avec de la poudre d'iodoforme, ce qui est préférable et cicatrise le plus rapidement, soit avec de la poudre de dermatol ou d'aristol ou un mélange des deux.

Nous avons également associé à ces poudres un peu d'hermophényl et de l'oxyde de zinc. Voici diverses formules, qui ne sont point supérieures, loin de là, à l'iodoforme, mais auxquelles on peut avoir recours. La question de milieu seule dictera l'emploi de ces pansements.

1° Dermatol Aristol	} ââ.	
2° Dermatol . . . . Oxyde de zinc	} ââ 5 grammes.	
Hermophényl	1	—

Mêler finement.

3° Aristol.	5	grammes.
Hermophényl.	2	—
Iodoforme désodorisé . . .	5	—
Essence de lavande	II	gouttes.

Mêler finement.

Ou

4° Nitrate d'argent	1	gramme.
Sous-nitrate de bismuth . .	10	—
Poudre de talc	100	—

Mêler finement.

On lavera la plaie trois ou quatre fois dans les vingt-quatre heures, selon son suintement, et on saupoudre avec les poudres en question en garnissant avec un peu de gaze hydrophile. Après trois ou quatre jours de cette seconde phase du traitement, la guérison est d'ordinaire obtenue.

Nous n'avons obtenu avec aucun autre traitement des résultats aussi rapides et aussi constants (1).

(1) Nous ignorions que des pommades analogues avaient été employées en Allemagne, lorsque nous avons commencé nos recherches cliniques. Nous avons, en rédigeant ce travail, trouvé une formule à peu près semblable aux nôtres, qui a été préconisée par M. le professeur Lesser :

Nitrate d'argent	0 gr. 1 à 0 gr. 15
Baume du Pérou	1 gr. 50
Lanoline	15 »

CHAPITRE IX

LES MÉTHODES DE TRAITEMENT DE LA SYPHILIS

Sans doute, il peut paraître audacieux, après tant d'autres, et de plus autorisés, de venir parler du traitement de la syphilis. Mais on peut néanmoins, en une revue générale des médications, arriver à intéresser le lecteur.

Quelles sont les indications thérapeutiques de la syphilis? Que demande le malade qui se présente au cabinet du médecin? Il demande, et avec raison, qu'on résolve les trois problèmes suivants :

1° Le guérir, *et cela dans le plus bref délai*, de toutes les manifestations extérieures, cutanées ou cutanéo-muqueuses de la syphilis. Parallèlement, de lui guérir toutes les manifestations non visibles extérieurement (telles les plaques muqueuses, par exemple), qui sont contagieuses, ou douloureuses, ou simplement ennuyeuses ;

2° De faire un traitement qui ne soit pas malpropre et ne laisse pas de traces, qui ne soit pas douloureux, et qui ne soit pas soupçonné par des marques extérieures ;

3° Que le traitement ne soit pas un boulet qui empêche le malade de vaquer à ses occupations, qui l'assujetisse à des visites trop fréquentes chez le médecin, que surtout il soit extrêmement discret.

Nous envisageons, d'abord, un malade qui est au début de

sa syphilis, et le traitement qu'il réclame peut être qualifié de *traitement d'urgence*.

Lorsque le malade est guéri de ses accidents, s'il est tant soit peu soucieux de sa santé et tant soit peu éclairé sur les dangers des maladies vénériennes en général et de la syphilis en particulier, il viendra réclamer qu'on lui évite le retour offensif d'accidents visibles, qu'on le mette à l'abri des accidents viscéraux, atteignant surtout le système nerveux et le système circulatoire. C'est donc un traitement d'*atténuation du virus syphilitique* que réclamera le malade, et il exigera que le traitement soit, dans son existence, le moins encombrant et le plus efficace possible.

Mais ce même malade, au bout d'un certain temps, lorsqu'il n'a observé aucun retour offensif de la syphilis, lorsqu'il a, par un traitement systématique choisi par le médecin, et cela pendant un temps variable de trois à cinq ans, *atténué sa maladie*, pourra désirer se marier, ou avoir des rapports avec une personne à laquelle il ne veut pas communiquer sa syphilis. Risquant alors qu'un enfant survienne, il demandera au médecin s'il y a quelques précautions à prendre, s'il y a un traitement spécial à suivre. En somme, il demandera un *traitement prophylactique et préventif*.

Mais un autre cas peut se présenter. Nous supposons qu'après les accidents initiaux bien traités, malgré l'atténuation systématique du virus, il se produit de temps en temps des retours offensifs de la maladie, il faudra alors modifier le traitement d'atténuation, le rendre plus efficace, plus intensif, choisir la médication qui convient le mieux à tel cas particulier et donne le maximum de résultats avec le minimum de dose. C'est le *traitement électif intérimaire*. Il est électif de par la direction du traitement et de par l'aspect que prennent les lésions intercurrentes; chaque aspect n'étant pas toujours également influencé par telle ou telle médication.

Enfin, une dernière indication du traitement est imposée par la violence même de la maladie, par l'extrême vitalité du virus, par la malignité de la syphilis en un mot. Et, dans cet ordre d'idées, on distingue des syphilis malignes précoces d'emblée et des syphilis malignes tardives. Ces formes ne peuvent être reconnues et soignées que par le médecin, et lui imposent alors un nouveau mode de traitement, le *traitement intensif précoce*, ou le *traitement intensif tardif*.

Nous ajouterons une dernière phase au traitement de la syphilis, c'est la phase de *traitement tardif préventif*. Nous savons en effet de par l'observation, que les complications vasculaires, telle l'angor pectoris, les anévrismes, etc., ou les complications nerveuses comme le tabes et la P. G., surviennent en moyenne de 10 à 14 ans après le début de la syphilis. Il paraît certain qu'à cette époque, il y a une légère recrudescence de la maladie, mais recrudescence grave à cause de sa localisation. Il paraît donc nécessaire à ce moment d'avoir recours à un traitement tardif préventif.

Nous voyons donc que le médecin se trouve en présence de six méthodes de traitement, qui se résument ainsi :

1° Traitement initial d'urgence;

2° Traitement lent d'atténuation du virus;

3° Traitement prophylactique et préventif accidentel;

4° Traitement électif intérimaire ;

5° Traitement intensif précoce et tardif ;

6° Traitement prophylactique tardif.

Sommes-nous en mesure de répondre à ces divers desiderata ? c'est à quoi nous allons essayer de répondre en passant en revue les divers modes de traitement mercuriel et ioduré de la syphilis. Nous indiquerons ultérieurement nos préférences et nous reprendrons les indications de telle ou telle médication.

I. — TRAITEMENT MERCURIEL DE LA SYPHILIS

Il est puéril de dire que, jusque maintenant, le mercure est le spécifique de la syphilis. Comment peut-on administrer le mercure ? Sous trois formes :

1° Le mercure métallique ;

2° Les sels minéraux de mercure ;

3° Les sels organiques de mercure.

Par quelles voies peut-on l'administrer ? De cinq façons différentes :

1° Par voie digestive ;

2° Par voie cutanée ou diadermique ;

3° Par voie sous-cutanée ;

4° Par voie intra-veineuse ;

5° Par voie respiratoire (inhalations, injections intra-trachéales).

Les trois premières sont les plus courantes et les plus universellement employées, la voie intra-veineuse est une méthode d'exception répondant à des indications tout à fait particulières. Quant à la cinquième méthode, nous la signalons pour mémoire, car elle a été préconisée et utilisée, mais nous ne pensons pas, et pour plusieurs raisons, qu'elle pût jamais acquérir droit de cité.

Dans l'étude que nous allons faire, il nous faudra tenir compte des deux points suivants, à savoir, la préparation mercurielle à employer et l'adaptation pour telle ou telle méthode d'absorption. Il nous paraît plus facile et plus logique de partir du point de vue chimique et de baser notre étude sur la pharmacopée mercurielle.

§ 1. — Mercure métallique.

Le mercure métallique, dans le traitement de la syphilis, se prescrit sous trois formes :

1° L'onguent mercuriel ;

2° L'huile grise;

3° Le *mercurium cum creta.*

Le mercure naturel ne s'emploie pas dans le traitement de la syphilis, car son action nettement purgative l'empêche d'avoir une action spécifique contre le tréponème. Même comme purgatif ou laxatif, il est rarement employé, et cela à tort, à notre avis. Il est de toute évidence qu'on devrait plus souvent avoir recours à lui chez les syphilitiques constipés, car, quelque légère que soit l'action antisyphilitique au cours de l'action purgative, elle peut néanmoins avoir sa valeur. On emploie le mercure métallique comme purgatif ou laxatif sous deux formes :

α) Les pilules bleues, qui contiennent par pilule o gr. o5 de mercure métallique. On en donne une ou deux par jour. M. Potain les employait assez régulièrement dans son service, et cela sans accidents. Il est vrai qu'au point de vue constipation, elles n'étaient ni meilleures ni plus mauvaises que d'autres laxatifs ou purgatifs. Voici leur constitution exacte :

Mercure purifié.	0 gr. 05
Conserves de roses	0 gr. 075
Poudre de réglisse	0 gr. 025

Par pilule.

β) Les pilules dites de Belloste, qui peuvent leur être substituées, ont la composition suivante :

Mercure purifié	āā 0 gr. 05
Miel blanc.	āā 0 gr. 05
Poudre d'aloès	āā 0 gr. 05
— poivre noir	0 gr. 0075
— rhubarbe.	0 gr. 025
— scammonée	0 gr. 017

Par pilule.

On peut en donner une à deux par jour comme purgatif.

Le mercure métallique « à l'état massif » a été injecté profondément dans le tissu cellulaire, à la dose de 2 à 3 gouttes, par Luton. Ces injections étaient faites hebdomadairement. Il en résultait parfois une induration assez persistante et même un petit abcès, mais néanmoins, l'absorption se faisait. Il ne semble pas que Luton ait eu beaucoup d'imitateurs. On préfère l'emploi du mercure éteint dans un corps gras, soit sous forme de frictions avec un onguent, soit en injections d'huile grise.

ONGUENT MERCURIEL

L'onguent mercuriel double ou onguent napolitain contient parties égales de mercure et d'axonge benzoïnée. Pour faire une friction, on emploie environ gros comme une noisette de cet onguent, ce qui représente à peu près 5 grammes. On trouve dans le commerce des capsules gélatineuses toute préparées, le contenu d'une de ces capsules représentant la dose pour une friction. Les frictions ne sont utiles qu'à condition d'être bien faites. Pour cela, il convient de laver à l'eau chaude et au savon la région à frictionner. La durée de la friction est d'environ quinze minutes.

La meilleure méthode consiste à étaler une partie de l'onguent et à frotter avec une peau de chamois dont on aura garni un corps dur, mousse et un peu aplati, tel un manche de coupe-papier en bois, ou quelque autre objet similaire. Au fur et à mesure que l'onguent s'absorbe, on en ajoute une nouvelle quantité, on ne lave pas après la friction, mais on recouvrira d'ouate ou de flanelle, et l'on nettoiera à l'eau chaude et au savon seulement le lendemain matin.

On fait une série de 10 frictions quotidiennes, le malade se repose 10 jours et recommence une nouvelle série.

Les frictions ne doivent pas toujours être faites à la même place. Voici 10 endroits d'élection pour une série : α) face interne des deux cuisses ; β) face interne des deux jarrets ; γ) les deux flancs ; δ) les deux plis du coude ; ε) les deux aisselles.

Les frictions sont une excellente médication et très active, mais qui a l'inconvénient d'être malpropre, de tacher le linge, de n'être pas discrète, et de déterminer parfois des eczémas hydrargyriques localisés ou généralisés.

Dans quelques cas, chez les enfants, par exemple, il peut être nécessaire de diminuer la teneur en mercure en ajoutant soit de la vaseline, soit de l'axonge benzoïnée selon la formule :

Onguent napolitain	âà
Vaseline blanche ou axonge benzoïnée . . .	

Nous tenons en passant à rappeler qu'il ne faut pas confondre onguent napolitain et onguent gris. Ce dernier est quatre fois moins riche en mercure.

Onguent napolitain.

Mercure	âà 50 grammes
Axonge benzoïnée	

Onguent gris.

Mercure	50 grammes
Axonge benzoïnée.	350 —

On a tenté, pour incorporer le mercure, l'emploi de vasogène ou vaseline oxygénée, à laquelle on donne de la consistance par l'adjonction de ceresine oxygénée. On peut obtenir différents titrages, mais le plus courant est celui de l'onguent napolitain à 50 p. 100.

Yvon a employé le savon qui est soluble dans l'eau :

Mercure métallique	100 grammes
Savon noir ou blanc aussi neutre que possible.	100 —

M. Fournier donne parfois le mercure dans l'onguent basilicum, dont la formule est la suivante :

Poix noire	ââ 50 grammes
Colophane	
Cire jaune.	
Huile d'olives.	200 grammes

HUILE GRISE

L'huile grise, c'est-à-dire l'adjonction de mercure métallique en globules microscopiques à un corps gras, est d'un usage courant. On trouve dans les formulaires les deux formules suivantes :

A. Huile grise à 33 p. 100.

Mercure purifié.	20 grammes
Lanoline	5 —
Vaseline liquide	35 —

Deux gouttes représentent 5 centigrammes de Hg.

B. Huile grise à 40 p. 100.

Mercure	40 grammes
Lanoline anhydre.	30 —
Huile d'olives	30 —

Injecter deux gouttes.

Il convient de rejeter la première de ces deux formules, car l'usage s'est à peu près généralisé de n'employer que l'huile grise à 40 p. 100, mais en ce qui concerne la seconde formule, il y a de nombreuses variantes dans le dosage et la qualité de l'excipient. C'est ainsi que la formule anciennement employée à l'hôpital du Midi était la suivante :

Mercure purifié	40	grammes
Lanoline anhydre pure et stérilisée . .	12	—
Vaseline blanche	13	—
Huile de vaseline médicale stérilisée . .	35	—

La fantaisie la plus grande présidait au choix ou au dosage de l'excipient ; du moment que l'on obtenait une proportion de 40 p. 100 de mercure, on se déclarait satisfait. De nombreux inconvénients résultaient de cette façon d'agir, et l'on pouvait ainsi avoir commercialement deux sortes d'huile grise, l'une réellement liquide à la température ordinaire, l'autre solide à la température de la chambre, est plutôt une pommade.

Dans le premier cas, l'huile grise n'était pas toujours bien préparée, aussi la plupart des médecins avaient recours à des médicaments spécialisés. La formule de P. Vigier, préparée par M. Lesure, nous a toujours donné toute satisfaction, elle est indolore, ne cause pas de nodosités et est bien supportée. Malgré tout, cette huile, par le repos, dépose, et il convient d'agiter fortement le flacon avant de s'en servir, l'émulsion redevient très rapidement homogène, ce qui ne se produit pas avec toutes les huiles grises. Voici la formule de P. Vigier :

Vaseline blanche solide	5	grammes
Onguent mercuriel	2	—
Mercure	39	—

Triturer un quart d'heure dans un mortier flambé à l'alcool. Ajouter :

Vaseline blanche solide.	14 grammes
Vaseline liquide	40 —

Elle nécessite beaucoup de soins dans la préparation, et l'utilisation de produits de première qualité.

Mais, habituellement, les huiles grises qui sont délivrées par les pharmaciens sont de consistance semi-solide ou pâteuse, ce qui nécessite de les chauffer un peu afin de les liquéfier. Outre que c'est là une complication, elle expose à un très grave inconvénient, c'est que pendant la liquéfaction, le mercure tend à se déposer dans le fond du flacon et il est de toute nécessité de faire, pendant la liquéfaction, une agitation violente afin de répartir également autant que possible les molécules de mercure. On n'y parvient pas toujours, et le fond du flacon présente alors une teneur en mercure infiniment plus considérable que la surface. M. Queyrat a fait l'observation suivante avec l'ancienne formule de l'hôpital du Midi, citée plus haut : après immersion dans l'eau à 50°, il voyait cette huile grise se séparer en trois zones, l'une supérieure contenant 18 p. 100 de mercure, la zone moyenne 32,5 p. 100, et l'inférieure 65 p. 100. On voit quelles déconvenues thérapeutiques pouvaient résulter de l'emploi d'une pareille huile grise, et à quels accidents elle pouvait donner naissance. D'autre part, c'est un grave inconvénient que de chauffer l'huile grise, car le mercure se réunit en gros globules, ce qui est une gêne pour son absorption. M. Dumesnil, examinant de l'huile grise au microscope, a constaté que l'on doit tendre à l'emploi d'un médicament où les globules de mercure soient à l'état de ténuité extrême, et, pour cela, il faut prolonger la trituration des composants, en suivant le résultat au microscope : on ne doit pas stériliser l'huile grise par la chaleur, il faut la préparer avec des produits stérilisés, dans un mortier flambé. M. Dumesnil propose la formule suivante pour obtenir un produit de consistance fluide, d'aspect très homogène :

Mercure purifié	40 grammes
Graisse de laine stérilisée.	26 —
Huile de vaseline médicinale stérilisée	q. s. p. 100 cmc.

Opérer l'extinction du mercure à l'aide de la graisse de laine, dans un mortier préalablement flambé en même temps que son pilon ; contrôler l'extinction de temps à autre par l'examen microscopique ; incorporer ensuite par petites parties l'huile de vaseline. L'opération dure de dix à douze heures. Conserver en flacons bouchés à l'émeri et stérilisés. Au moment de l'emploi, le médecin agitera fortement. Cette formule vient d'être mise au nouveau Codex. A l'hôpital Cochin-Annexe, on emploie constamment une formule due à M. Queyrat :

Mercure purifié.	40 grammes
Lanoline anhydre pure et stérilisée.	13 gr. 50
Oléonaphtine (huile de vaseline pure)	46 gr. 50

Cette huile est homogène, liquéfiable à 12°; fluide à 15°. Après agitation, il y a répartition égale de mercure.

Nous voyons que nous sommes armés pour avoir de bonnes préparations d'huile grise. Disons maintenant comment l'employer.

Dans les formulaires, on voit encore conseiller le *modus faciendi* suivant : Injecter 2, 3 ou 4 gouttes d'huile grise. Ceci ne devrait plus exister : le mot goutte devrait être radicalement rayé. On sait, en effet, que, à nombre égal de gouttes, le poids en mercure varie énormément, parfois jusqu'au double, selon la densité des corps gras employés pour l'éteindre. Enfin, le volume des gouttes est également influencé par le diamètre du tube qui les émet. Il convient donc de compter par volume et il serait absolument nécessaire, qu'à l'avenir, on renonce au dosage du mercure en poids dans l'huile grise et qu'on se base sur le volume, puisque le médicament est destiné à être injecté en volume.

C'est ce qu'a compris la Commission de la Société de pharmacie du nouveau Codex qui a proposé le dosage à 40 p. 100 en volume, soit 0 gr. 40 par centimètre cube, tandis que si on raisonne par les poids, on voit que les préparations peuvent varier en teneur de mercure de 0,40 à 0,56 et 0,60 p. 100. Aussi, les membres de la Société de dermatologie et M. Queyrat, à la Société de médecine des hôpitaux, ont demandé que, si on formulait simplement l'huile grise à 40 p. 100, le pharmacien délivre un médicament contenant 40 centigrammes de mercure par centimètre cube, d'autant que le volume peut être facilement divisé suivant les graduations de la seringue. L'huile grise de P. Vigier mentionnée plus haut est en poids, aussi la quantité de mercure est d'un peu plus de 40 p. 100 eu égard au volume.

L'usage de l'huile grise implique l'emploi de seringues spéciales qu'il convient de vérifier, car il peut y avoir des différences non seulement entre les seringues de modèles différents, mais aussi entre celles d'un modèle semblable.

On peut trouver dans le commerce 4 modèles de seringue :

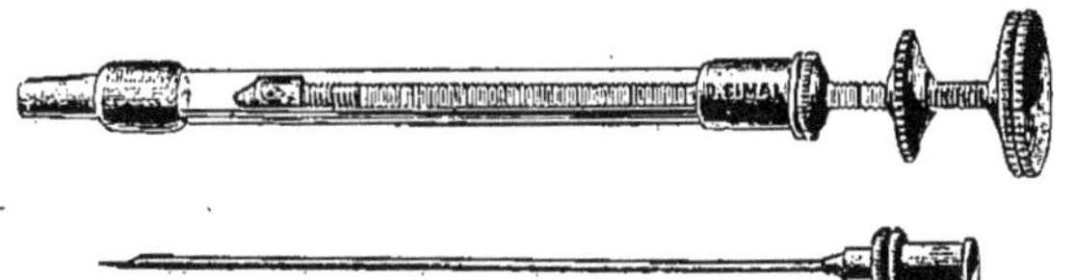

Fig. 9. — Seringue de Barthélemy et aiguille pour injections intra-musculaires.

A. — La seringue dite de Barthélemy, qui contient un quart de centimètre cube et est divisée en 14 divisions.

B. — La seringue de E. Fournier contient un demi-centimètre cube, divisé en 10 divisions.

C. — La seringue de Gudendag est de un quart de centimètre cube divisé en 4 divisions.

D. — La seringue de Le Pileur, de un centimètre cube, est divisée par les tours du piston; un demi-tour = un quarantième de centimètre cube.

Le modèle le plus couramment employé est celui de Barthélemy, de un quart de centimètre cube, divisé en 14 divisions. Elle contient donc 10 centigrammes d'hydrargyre avec l'huile grise dosée à 40 p. 100 en volume. La demi-seringue contient 5 centigrammes de mercure métallique. En règle générale, pour être sûr des doses employées et de sa seringue, il serait toujours bon de faire un choix et de déterminer la quantité d'huile grise correspondant à une unité de division de la seringue; et, en multipliant le poids trouvé par $\frac{40}{100}$ on en déduit facilement la teneur en mercure.

Technique de l'injection. — Elle a été très bien décrite par M. Queyrat à qui nous l'empruntons. « Il est nécessaire d'employer une aiguille longue de 6 centimètres, de préférence en platine iridié. de l'enfoncer en plein muscle, de ne faire l'injection qu'après s'être assuré qu'il ne sort pas de sang par l'aiguille, pour ne pas s'exposer aux inconvénients de l'embolie graisseuse. Nous signalons comme défectueuse, bien qu'elle ait un certain nombre d'adeptes, la pratique qui consiste à faire les injections dans la fosse ischio-rectale. Ainsi pratiquées, elles gênent le malade pour monter à cheval ou à bicyclette, et avant tout pour s'asseoir; de plus, la fosse ischio-rectale étant remplie de tissu conjonctif, ces injections peuvent, plus que toute autre, déterminer la production de nodules.

« Les injections doivent être faites dans l'aire du demi-cercle que limitent, en haut, le pourtour de la crête iliaque, en bas, une ligne droite menée transversalement à deux travers de doigt du grand trochanter. Là, il n'y a que des masses musculaires (grand, moyen et petit fessiers), il n'y a comme organes importants que l'artère fessière et le nerf fessier, d'ailleurs profondément situés; de plus, faites dans cette zone, les injections ne gênent pas ou ne gênent que très peu les mouvements. Là enfin, on risque moins de produire des nodules. C'est qu'en effet, en matière de traitement par les sels insolubles, le danger, la cause efficiente par excellence de la stomatite, c'est le nodule. Il séquestre une grande quantité de mercure qui, à un moment donné, s'élimine, se surajoute à une nouvelle dose thérapeutique, dont il fait une dose toxique.

« On évitera la production des nodules en faisant bien l'injection, en plein muscle, en ne laissant pas fuser le mercure, lorsqu'on retire l'aiguille, le long du trajet de la piqûre. On y arrive, en ayant la précaution, au moment de retirer l'aiguille, de la soulever légèrement de façon à lui faire perdre contact avec la petite masse d'huile injectée, puis de la retirer brusquement. »

Il nous paraît nécessaire d'introduire l'aiguille seule et de n'adapter la seringue que lorsque l'aiguille est placée.

Quelque précaution que l'on prenne, les nodules sont plus difficilement évitables chez la femme.

Quantité d'huile injectée. — La dose à employer pour le traitement courant de la syphilis est de 6 à 7 centigrammes de mercure par semaine, ce qui représente environ une demi-seringue de Barthélemy, soit que l'on emploie la formule de M. Queyrat, celle de Dumesnil ou l'huile grise Vigier.

Si les circonstances nécessitent un traitement plus intensif, on peut arriver à la dose de 10, 12, et 14 centigrammes par semaine, à condition qu'on ait tâté progressivement la sensibilité du sujet, et que celui-ci ne présente ni gingivite, ni fatigue générale, ni nodules. En tous cas, on ne doit pas faire plus de huit injections par série.

En somme, et pour nous résumer, il suffit dans l'immense majorité des cas d'injecter hebdomadairement une demi-seringue de Barthélemy d'huile grise, et cela pendant 1 mois et demi à 2 mois, quitte dans les cas graves à injecter les 3/4 ou même la seringue entière, si nécessaire, et cela avec une prudence très grande.

Accidents. — On a reproché à l'huile grise trois sortes d'accidents, à savoir : la *stomatite*, la *douleur* et les *nodosités*.

La *stomatite*, comme les hydrargyroses cutanées, n'est pas spéciale à l'huile grise, elle peut se produire avec tous les traitements mercuriels. Elle est le résultat ou d'une imprudence médicale, ou d'une susceptibilité individuelle particulière, ou d'un état dentaire défectueux. Nous n'insisterons pas sur les moyens prophylactiques, ils sont trop connus.

La *douleur* est rare, mais elle peut exister. Elle ne survient presque jamais le premier jour, mais au bout de 36 ou 48 heures et les jours suivants. La plupart du temps, il s'agit d'une douleur continue, comme si le sujet avait reçu un fort coup dans la fesse. Cette douleur se manifeste surtout dans les mouvements de flexion de la cuisse sur le bassin, quand le malade se baisse, met ses chaussures, croise les jambes, monte un escalier. Localement, il n'y a ni douleur ni gonflement, mais seulement un peu de sensibilité et d'empâtement à la palpation profonde. Cette douleur est très supportable et n'empêche pas du tout le patient de vaquer à ses occupations.

D'autres fois, par suite d'une injection mal faite, il peut se produire une réaction inflammatoire, violente, douloureuse, simulant un phlegmon. Il y a une douleur aiguë, lancinante, exaspérée par le moindre mouvement ou le moindre attouchement, immobilisant le malade. On peut croire à un phlegmon ou à une infiltration gommeuse syphilitique douloureuse. On pourrait être tenté d'inciser. Il nous est arrivé de ponctionner avec une pointe de bistouri, il ne sortit que de la sérosité qui, examinée au microscope, présenta un nombre considérable de polynucléaires. A la suite de ces infiltrations inflammatoires, il reste une tuméfaction pseudo-fluctuante, qui peut en imposer pour un abcès froid profond, avec à peine de douleur. Cela dure de 3 semaines à 1 mois et guérit sans laisser de traces.

En d'autres cas, l'injection peut être suivie d'empâtement profond, peu douloureux, et qui donne une sensation de fluctuation profonde.

M. Milian pense que ces accidents à forme de pseudo-abcès froid, de même du reste que les accidents pseudo-phlegmoneux, proviennent du fait que l'huile grise était préparée avec de l'huile d'olives ou de l'huile de vaseline. Nous ne pensons pas qu'il y ait lieu d'incriminer l'huile, car nous avons observé un cas après une injection de cyanure en solution aqueuse. Cette constatation n'implique certainement pas la négligence dans le choix du véhicule ; nous avons, pensons-nous, suffisamment insisté sur les bonnes qualités de l'huile grise.

Pour le même auteur, les pseudo-phlegmons, les pseudo-abcès froids résultent de la formation d'un hématome à siège trochantérien ou sacré, et il se base, pour les expliquer, sur des expériences faites chez l'animal en injectant de l'huile grise dans le tissu cellulaire sous-cutané.

Que ce soit une réaction inflammatoire ou un hématome, nous croyons nécessaire de dire qu'il ne s'agit pas d'hématome nettement collecté et que, même s'il paraît y avoir de la fluctuation, le praticien doit être averti qu'il s'exposerait à des déboires s'il tentait d'évacuer ces hématomes par ponction ou par incision. Il ne ramènerait que peu de chose et surtout beaucoup de sérosité inflammatoire. Nous ajouterons que ces pseudo-phlegmons ne sont pas toujours nettement localisés, mais qu'ils peuvent être diffus et nous avons observé un cas où l'arcade crurale était contournée, l'empâtement et l'infiltration, partie en arrière de la cuisse, contournait l'os des îles et arrivait jusqu'à l'épine pubienne.

Sans être absolument fixé sur les causes de cette complication, nous ferons remarquer que deux conditions peuvent la favoriser : 1° Nous l'avons vue survenir, toujours au début d'un traitement, chez des malades porteurs de syphilis ancienne ayant des tendances aux reprises, ce qui, dans deux circonstances tout au moins, nous a conduit à nous demander s'il ne s'agissait pas réellement de syphiloses provoquées par un traitement, et évoluant malgré ce traitement qui n'avait pas pu agir, étant trop tardivement fait. Ce qui, dans une de ces deux observations, fut troublant, c'est que des frictions locales à l'onguent napolitain ont eu le plus heureux effet. 2° Il nous a également paru évident que, chez quelques personnes, il existait un côté plus susceptible que l'autre. Nous avons observé une malade entre autres, chez laquelle nous pouvions impunément faire toutes sortes de piqûres du côté gauche, alors que du côté droit, quel que soit le sel ou la préparation employée, nous avions toujours une réaction suivie de nodosité.

Les nodosités peuvent se produire avec tous les sels de mercure, elles ne sont pas l'apanage de l'huile grise, et nous les avons même assez rarement observées avec ce médicament. Elles peuvent présenter des intensités différentes.

Tantôt, il s'agit d'une simple petite nodosité, dure, du volume d'une noisette, étalée en surface plus qu'en profondeur. Dans les formes les plus sérieuses, les premiers jours, on observe du gonflement diffus de la fesse, de la rougeur de la peau, puis l'infiltration se localise et atteint une grosseur variable depuis un œuf de poule jusqu'à un œuf de pigeon. La peau est d'abord rouge, rouge violacé, tendue ; quelquefois, elle est presque noire, on sent une fluctuation manifeste ; la douleur à la pression, quoique atténuée, persiste. Puis, la peau s'amincit et la lésion donne assez l'impression d'une écrouelle prête à s'ouvrir. Tout peut en rester là et la résorption graduelle se produire, mais plus souvent, la peau s'ulcère et il sort par un fin pertuis un liquide épais, noirâtre, couleur chocolat, sans aucune odeur. Au bout de quelques jours, ce suintement cesse et l'écoulement fistuleux disparaît. A la place, il persiste une infiltration dure plus ou moins volumineuse, la peau est adhérente, violacée, livide, noirâtre. Infiltration et coloration de la peau ne disparaissent que très lentement ; c'est par mois qu'il faut compter pour obtenir la guérison, et, lorsque celle-ci est obtenue, qu'il n'y a plus d'induration et que la peau a recouvré sa souplesse, il persiste une pigmentation cutanée indélébile.

Très souvent, les accidents consécutifs aux injections sous-cutanées seraient diminués de fréquence si on suivait une technique irréprochable ; cependant, malgré l'habileté de l'opérateur, on peut dire que personne n'est à l'abri des inconvénients, car il faut tenir grand compte de la susceptibilité des malades.

Intolérance mercurielle. — Nous plaçons ici les signes d'intolérance mercurielle, bien qu'ils soient communs à tous les traitements, quels qu'ils soient.

Parfois, on observe une sorte de lassitude générale, de fatigue, d'asthénie ; le malade accuse de la lourdeur des membres, il manque d'entrain, il recherche l'immobilité, la position assise ou couchée. La même apathie s'observe dans le domaine de la volonté ou de l'intelligence.

Parfois, une somnolence, une torpeur assez intense surviennent, atténuées ou non après les repas. Quelques troubles digestifs peuvent apparaître, comme l'anorexie, la sensation permanente de soif, la fétidité spéciale de l'haleine, fétidité surtout marquée le matin au réveil. Elle s'accompagne d'un goût métallique prononcé dans la bouche. La langue est saburrale, les gencives blanchâtres. Parfois, des coliques mercurielles analogues aux coliques de plomb et s'accompagnant de constipation peuvent survenir. La constipation avec émission de gaz fétides peut faire ensuite place à une diarrhée profuse, colliquative, fétide.

On peut observer des myalgies ou des arthralgies diverses et de l'élévation de la température. Dans les cas d'intolérance les plus accentués, survient de l'entérite dysentériforme et enfin les diverses variétés de stomatites, depuis le simple liséré mercuriel jusqu'à la stomatite gangréneuse. Les éruptions cutanées sont relativement rares, on peut observer depuis l'urticaire jusqu'à l'hydrargyrose intense à forme d'eczéma exfoliant. Chez les malades non surveillés un amaigrissement intense avec teint plombé, subictère conjonctival, diarrhée, oligurie, sudation abondante, peut s'observer, donnant ainsi le cortège clinique de ce qu'on peut appeler la cachexie mercurielle. Les symptômes d'intolérance hydrargyrique ne sont pas le fait d'une préparation plutôt que d'une autre, ils tiennent aux susceptibilités individuelles d'une part, à la négligence du malade d'autre part, d'autres fois à l'insuffisance d'observation médicale, nombre de malades jugeant notre intervention inutile et essayant trop de se passer de nos conseils. Beaucoup d'accidents tiennent à ce que les malades croient devoir, pour aller plus vite, augmenter spontanément la dose du mercure que nous leur formulons, d'autres veulent se faire eux-mêmes, ou se faire faire par leur entourage ou par leur pharmacien, ou par toute autre personne également

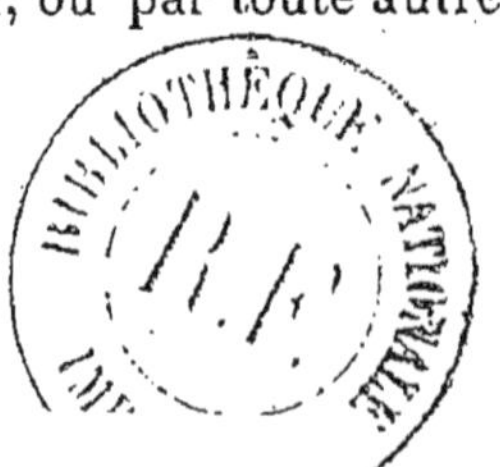

incompétente, leurs piqûres. Et dans ces conditions, on ne sait pas s'arrêter à temps (1).

MERCURIUM CUM CRETA

Connu en Angleterre sous le nom de poudre grise (grey powder), où il est très employé, ce produit consiste en du mercure métallique éteint par trituration très prolongée dans du carbonate de chaux. Cette poudre contient 33 p. 100

(1) Il nous paraît encore nécessaire, pour éviter toute erreur dans l'emploi de l'huile grise, de préciser ce que veut dire 40 p. 100.

On peut entendre 40 p. 100 en volume, ce qui signifie qu'il y a 40 centigrammes de mercure métallique par centimètre cube de corps gras (c'est le cas de la formule de Dumesnil inscrite au Codex).

On peut entendre également 40 p. 100 en poids en envisageant le poids total du mercure et du corps gras. Dans ces conditions il n'y a que 60 grammes de corps gras. C'est ainsi qu'on le comprend habituellement, et c'est ainsi que sont comprises les huiles grises de Vigier et la formule de M. Queyrat. Mais on saisit immédiatement que selon les proportions de corps gras, selon la qualité des corps gras dont la densité peut être différente, le volume variera quelque peu, et l'on n'injectera pas pour un même volume la même quantité de mercure métallique. C'est ainsi que la densité étant de 1350 avec la formule primitive, la demi-seringue de Barthélemy contenait 7 centigrammes. La densité de l'huile grise employée à l'hôpital du Midi (formule de M. Queyrat) est de 1200, ce dont je me suis rendu compte par de nombreuses pesées précises. Il en résulte donc que la demi-seringue de Barthélemy jaugeant 1/8 de centimètre cube contient 6 centigrammes de mercure métallique de par l'équation suivante :

$$\frac{1,200 \times 40}{100 \times 8} = 0,06.$$

On pourrait également comprendre 40 p. 100 en poids en ne considérant que le rapport proportionnel relatif du mercure et du corps gras, c'est-à-dire qu'il y aurait 40 grammes de mercure pour 100 grammes de corps gras. Ce que je viens de dire au sujet de la densité des corps gras et de leur proportion relative serait également applicable et déterminerait des variations dans la quantité de mercure encore plus grandes que dans l'interprétation précédente. Il est de mercure et 67 p. 100 de craie. Elle est d'un gris clair et mat. Il ne s'agit pas de combinaison entre la craie et le mercure, mais seulement d'un mélange très intime.

Elle est surtout employée chez les enfants. Chez les tout jeunes ou les nouveau-nés, on peut formuler :

Mercurium cum creta. . .	de 0 gr. 02 à 0 gr. 03	(selon l'âge).
Sucre de lait pulvérisé . .	0 10	

par paquet.

On donne un de ces paquets par jour, dans le biberon ou une cuillerée de lait.

On peut continuer pendant quinze jours.

Pour les enfants de un à six mois, on peut arriver aux doses de o gr. o5 à o gr. o6.

La médication est d'ordinaire bien tolérée.

MERCURIOL

Le mercuriol est un amalgame de mercure, de magnésium et d'aluminium, que l'on triture très finement avec de la craie. C'est donc une sorte de *mercurium cum creta* dans lequel le mercure est sous forme d'amalgame. Il se présente sous

donc de toute nécessité de bien préciser ce que l'on ordonne et de formuler au besoin. Nous montrerons par les trois exemples suivants les différences de mercure injecté pour un même volume :

Sept divisions de la seringue de Barthélemy contenant 1/8 de centimètre cube et représentant la moitié de la seringue, représentent :

1° Avec la formule du Codex ou formule Dumesnil, 5 centigrammes de mercure métallique ;

2° Avec la formule Vigier-Lesure, 64 milligrammes de mercure métallique ;

3° Avec la formule de M. Queyrat, 6 centigrammes ;

4° Avec l'ancienne formule 7 cgr. 5.

Ces variations me paraissent assez importantes pour attirer l'attention des praticiens.

forme d'une poudre grise, assez légère, contenant 40 p. 100 de mercure métallique. Il se décompose facilement en ses éléments, sous l'influence de l'eau, de l'air et de l'humidité. Le mercure, sous cette forme, donne des vapeurs plus nombreuses.

On l'emploie en sachets, que l'on formule ainsi :

Sachet de laine de 1 décimètre carré contenant 5 grammes de mercuriol divisé. Appliquer ce sachet alternativement sur la poitrine et sur le dos ; laisser vingt-quatre heures chaque application. On continue pendant dix jours de suite, puis ensuite pendant trente jours, en ne l'appliquant que tous les deux jours.

Il paraîtrait que, sous cette forme, le mercure serait absorbé par les poumons et par la peau. Nous n'avons aucune expérience personnelle et ne croyons pas beaucoup à l'efficacité de cette méthode, mais elle est à retenir chez les syphiliphobes qui, volontiers, s'intoxiqueraient par le mercure dans la crainte de voir réapparaître des manifestations syphilitiques. Il y a, dans l'usage des sachets de mercuriol, une méthode très propre et très commode pour tranquilliser le malade, et qui, peut-être, a une légère efficacité. On ne saurait conclure à ce point de vue que par l'expérience.

MERCURE COLLOÏDAL (Electr. Hg)

Le mercure traité par l'électricité peut être mis à l'état colloïdal. A cet état, il peut être dissous dans du liquide isotonique. Le mercure colloïdal est composé de grains ultramicroscopiques.

La solution employée est titrée à 0 gr. 50 de mercure par litre, ce qui représente 1/2 milligramme par centimètre cube. La dose moyenne à injecter est de 3 centimètres cubes par jour, soit 1 milligramme et demi.

Il suffit donc de formuler ainsi :

« Solution isotonique stérilisée de mercure colloïdal en ampoules de 3 centimètres cubes dosées de 1/2 milligramme par centimètre cube. »

Cette solution se présente sous forme d'un liquide brun rougeâtre par transparence et gris par réflexion. Il peut paraître trouble, mais ce n'est qu'une apparence; de même, si on observe un léger dépôt sur la paroi de l'ampoule, il se met immédiatement en suspension par une légère agitation.

L'injection de mercure colloïdal se fait profondément, dans le muscle, aux points d'élection de la région fessière. L'injection se fait trois fois par semaine et cela pendant plusieurs semaines, ce qui l'identifie aux sels solubles dans la thérapeutique générale.

L'injection est absolument indolore, et elle ne produit jamais de nodosités.

L'avantage du mercure colloïdal est, si nous pouvons nous exprimer ainsi, son emploi « dosimétrique », et, grâce à cela, on n'observe guère de gengivites, de stomatites, ou de retentissement sur l'intestin.

Ces avantages sont un peu compensés par la nécessité des injections fréquentes (trois fois par semaine) et par la quantité de liquide à injecter (3 seringues de Pravaz), ce qui nécessite de recharger sa seringue deux fois ou d'avoir des seringues *ad hoc* de 5 centimètres cubes, que la plupart des praticiens ne possèdent pas.

Tout cela ne serait rien si le mercure colloïdal, avec des doses infiniment faibles, possédait une action infiniment plus puissante que les autres sels mercuriels employés. Or, les faits que nous avons pu observer montrent que cela n'est pas, et que l'action véritablement efficace du mercure colloïdal ne se montre guère qu'à partir du moment où la répétition des injections a déjà mercurialisé le malade. La dose de mercure telle qu'elle est utilisée actuellement peut suffire dans des cas facilement guérissables, mais nous la croyons très insuffisante dans les formes étendues ou graves de la syphilis.

Il est certain et évident que le mercure colloïdal se retrouve dans les urines; des recherches précises, entreprises sur notre demande par M. Guillaumin, en font foi; mais, pour que l'action clinique se manifeste, il faut que les doses injectées et répétées soient déjà suffisantes.

Ces quelques réserves faites, nous pensons que le mercure colloïdal restera dans la thérapeutique, parce que *mercure*, mais que si, sous cette forme, le mercure paraît plus actif que sous la forme habituelle éteint dans un corps gras, il conviendra néanmoins d'en augmenter le dosage dans nombre de cas, afin d'en obtenir un effet thérapeutique utile, manifeste et durable.

§ 2. — Sels minéraux de mercure.

PROTOIODURE D'HYDRARGYRE

Remède fidèle, classique, contenant 61,41 p. 100 de Hg. D'un usage courant, il se présente sous forme d'une poudre amorphe jaune verdâtre noircissant à la lumière, absolument insoluble dans l'eau, l'alcool ou l'éther; il s'obtient en triturant dans un mortier de l'iode et du mercure en présence de petites quantités d'alcool. Ses incompatibilités sont nombreuses avec les acides et les alcalis, les chlorures, les bromures, les iodures et les sulfures solubles, et font qu'il n'est utilisé que d'une seule manière, sous sa forme naturelle et par voie digestive.

On ne peut donc avoir recours qu'aux pilules ou aux cachets. La plupart du temps, pour éviter les effets laxatifs, on y adjoint de l'opium. Cela n'est pas nécessaire chez tous les sujets, car nous en avons observé chez lesquels cette adjonction d'opium déterminait une constipation opiniâtre, et qui supportaient les pilules de protoiodure naturel sans en être incommodés. Voici quelques formules :

I. Protoiodure d'hydrargyre . . .	0 gr.	05
Extrait thébaïque	0	01

par pilule n° 60.

Une à deux par jour, selon les cas.

II. Protoiodure d'hydrargyre . . .	0 gr.	05
Extrait de gentiane.	0	10

par pilule.

III. Protoiodure d'hydrargyre . . .	0 gr.	05
Poudre d'opium.	0	02
Bicarbonate de soude.	0	20

par cachet.

Les pilules de Ricord ont la composition suivante :

Protoiodure récent	0 gr.	50
Extrait d'opium	0	20
Extrait de réglisse	0	50
Miel	Q. S.	

pour dix pilules.

Le protoiodure s'ordonne à la dose de o gr. o5 à o gr. 15 par jour, selon les indications.

M. Queyrat formule ainsi :

Protoiodure d'hydrargyre	0 gr.	04
Extrait d'opium	0	01
Extrait de gentiane	0	10
Savon médicinal . . . . }	àâ 0	02
Glycérine. . . . . }		

par pilule.

On peut remplacer l'extrait d'opium par de la thridace; on peut formuler des pilules comprenant comme excipient de l'extrait de gaïac :

Protoiodure d'hydrargyre.	0 gr. 05
Extrait de gaïac	0 02
Extrait thébaïque	0 01

par pilule toluisée.

Mais cette formule est défectueuse parce que la pilule est trop dure et souvent mal résorbée.

Les pilules doivent être assez molles et fraîchement préparées. L'échec des pilules n'a souvent tenu qu'à leur non-absorption; aussi nombre d'auteurs préfèrent administrer le protoiodure en cachets.

BIIODURE DE MERCURE OU IODURE MERCURIQUE

C'est un des sels les plus stables et les plus couramment employés. Il est très puissamment antiseptique.

Il s'obtient par précipitation, en décomposant une solution de sublimé par une solution d'iodure de potassium.

Il contient 44,10 p. 100 de Hg.

C'est un sel amorphe et de couleur rouge. Il est soluble dans l'alcool, l'éther, les huiles, les matières grasses. Les solutions de chlorures, bromures, iodures alcalins, le dissolvent en formant des combinaisons solubles dans l'eau, désignées sous le nom de chloro, bromo, iodohydrargyrates. Il se combine au sublimé en donnant deux chloroiodures insolubles. Il est incompatible avec les alcalis et leurs carbonates. Il est altéré par la lumière.

Si on veut le dissoudre dans l'eau comme antiseptique, il faut déjà le dissoudre dans un peu d'alcool, par exemple selon la formule suivante :

Biiodure d'hydrargyre	0 gr. 05
Alcool à 90°	20 »
Eau distillée.	1.000 »

Les proportions de dissolution dans les matières grasses sont les suivantes :

100 parties	d'huile d'olive	dissolvent	0 gr. 40	de biiodure.
—	de vaseline	—	0 25	—
—	d'axonge	—	0 45	—
—	huile de noix	—	1 30	—

Le biiodure dans la syphilis s'administre par voie stomacale ou en injections sous-cutanées.

Par voie stomacale, il entre dans la composition du sirop de Gibert ainsi formulé :

Iodure mercurique	0 gr. 10
Iodure de potassium.	5 »
Eau distillée.	5 »
Sirop de sucre.	240 »

La cuillerée à bouche représente environ 1 centigramme d'iodure de mercure et 0 gr. 05 d'iodure de potassium.

On donne de une à deux cuillerées à bouche par jour.

Gibert le mettait également en pilules :

Biiodure de mercure	0 gr. 005
KI	0 025
Gomme arabique pulvérisée. . . .	0 05
Miel.	Q. S.

par pilule.

Deux par jour.

Mauriac préférait la formule suivante :

Biiodure de mercure	0 gr. 15
Iodure de potassium	15 »
Eau distillée.	50 »
Sirop de quinquina	450 »

Deux cuillerées à soupe par jour.

On peut doubler les doses de biiodure et d'iodure dans cette potion, ce qui amène à ne donner qu'une cuillerée à soupe *pro die*.

Chez les enfants, les doses doivent être moindres, et on fera des formules dans les proportions suivantes :

Biiodure d'hydrargyre	0 gr. 15
Iodure de potassium.	30 »
Eau. . . . . / Sirop de sucre.	ââ 150 »

Une à deux cuillerées à soupe par jour.

En injections sous-cutanées, le biiodure a d'abord été employé en solution huileuse, ce qui est une excellente méthode.

La formule classique de Panas est ainsi libellée :

Biiodure de mercure	0 gr. 20
Huile d'olive stérilisée	50 cmc.

A mettre en ampoules de verre coloré de 1 centimètre cube. Un centimètre cube de la solution renferme 4 milligrammes de biiodure.

On fait une injection quotidienne ; on peut rendre la préparation absolument indolore par l'adjonction de gaïacol :

Biiodure d'hydrargyre	0 gr. 02
Gaïacol	0 10
Huile d'olives lavée à l'alcool. . . .	1 cmc.

par ampoule.

On peut également employer des solutions aqueuses dosées à 0 gr. 01, 0 gr. 02 et 0 gr. 03, que l'on formule ainsi :

Solution aqueuse de biiodure d'hydrargyre en ampoules colorées de 1 centimètre cube.

On fait une injection tous les jours ou tous les deux jours selon la nécessité.

Voici quelques formules :

Biiodure d'hydrargyre	0 gr. 10
NaI.	0 15
Sérum isotonique.	10 cmc.

pour dix ampoules.

Cette formule coagule l'albumine.

Ou :

Biiodure d'hydrargyre	0 gr. 10
KI	0 10
Phosphate tribasique de soude. . .	0 20
Eau distillée stérilisée	Q. S.

pour dix ampoules de 1 centimètre cube.

On a préconisé la formule suivante, qui contient 0 gr. 01 par centimètre cube :

Biiodure d'hydrargyre	0 gr. 10
NaI	0 125
Phosphate de soude.	0 20
Sérum isotonique.	10 cmc.

en ampoules de verre coloré de 1 centimètre.

On fait une injection tous les deux jours.

M. Lafay a préconisé une formule analogue, qui est complètement indolore.

Nous devons à M. Guillaumin une formule de solution isotonique de biiodure dont la $\triangle$ est de — 0,54.

Biiodure d'hydrargyre	1 gr. »
Iodure de sodium cristallisé	3 50
Eau distillée	100 »

Le biiodure est une excellente préparation, très stable, si ce n'était l'ennui de l'action de la lumière, évitable par l'emploi de verres colorés ; c'est une de celles qu'on emploiera le plus couramment, d'autant qu'elle est à peu près indolore et ne laisse presque jamais d'indurations.

CALOMEL

Le chlorure mercureux ou calomel est fréquemment employé à cause de son action puissante, mais qui est fortement compensée par les ennuis qu'il peut créer.

Il contient 84,94 p. 100 de Hg. C'est une poudre blanche, cristalline, très fine, lourde, sans odeur, ni saveur. Le calomel est insoluble dans l'eau et l'alcool. Il est soluble dans les solutions de chlorure de sodium, de bromure, d'iodure, de cyanure, mais ce n'est qu'une apparente solution, car il y a transformation du sel, et, dans le premier cas, il se forme du sublimé. C'est pourquoi il est impossible de l'incorporer au looch blanc du Codex ou à l'eau de laurier-cerise. Contre la syphilis, il est exclusivement employé en injections sous-cutanées, car, par voie digestive, ses propriétés purgatives le contre-indiquent formellement. Les incompatibilités et l'insolubilité dans l'eau font qu'il n'est possible à utiliser que dans un véhicule huileux. La formule classique est dosée à o gr. o5 par centimètre cube :

Calomel.	0 gr. 50
Huile d'olive stérilisée	10 cmc.

On injecte 1 centimètre cube tous les huit jours, et dans les cas d'urgence 2 centimètres cubes. Malheureusement, le calomel est horriblement douloureux, ce qui est une grande gêne pour son emploi. Les uns attribuent cette douleur à ce que les cristaux en suspension dans l'huile sont assez volumineux ; pour nous, nous pensons que le calomel est douloureux par lui-même.

Comme le calomel est un bon médicament, on a essayé de pallier à cet inconvénient et on a fait des huiles au calomel dites « indolores », et, dans le but d'arriver à ce résultat, on y a incorporé soit du gaïacol synthétique camphré, soit des anesthésiques, comme la cocaïne, la stovaïne, l'eucaïne ou leurs dérivés. De telles préparations existent dans le commerce; nous en avons fait l'essai, et nous devons dire que l'on n'atteint pas complètement le but. Certainement, lors de l'injection, il n'y a pas douleur, mais au bout d'un temps variable (une demi-heure, une heure au plus), lorsque l'anesthésique a cessé son effet, la douleur réapparaît, sourde, tenace, profonde. Elle peut persister deux à trois jours et même plus. Nous avons donc dû y renoncer, à regret, dans beaucoup de cas, les malades ne se prêtant plus à de nouvelles injections.

Une autre objection que l'on peut faire à l'huile au calomel, est que, sous l'influence du repos, elle dépose, et on est obligé d'agiter assez fortement avant de l'employer. On peut donc lui faire les mêmes reproches qu'à l'huile grise liquide, à savoir, que le fond du vase sera toujours plus riche en calomel bien que l'agitation obvie en partie à ces inconvénients.

Aussi, on a tenté des pommades au calomel, de consistance solide à la température ordinaire, rendues moins douloureuses par le gaïacol, et qui deviennent liquides lorsqu'on les chauffe à 30° simplement entre les deux mains. Outre cette complication, lorsqu'elles se refroidissent, elles tendent également à déposer.

On peut passer outre à ces petits inconvénients, et nous le ferions volontiers en raison de l'excellence du médicament, si le calomel n'était pas si douloureux.

Il convient aussi de s'étendre sur les dosages divers que l'on trouve dans les diverses préparations commerciales spécialisées, afin que le praticien n'ait pas tendance à les employer toutes de la même façon.

Outre la formule citée plus haut, on a également préconisé la suivante :

Calomel.	1 gramme
Glycérine. . . . . }	ââ 5 —
Eau distillée . . . . }	

qui contient juste le double de la première.

Enfin M. Lafay préconise une huile au calomel dosée à o gr. 40 par centimètre cube, ce qui représente donc un dosage huit fois supérieur à la première formule. Pour l'injecter, il faut alors une seringue spéciale de un quart de centimètre cube divisée en 10 divisions, chaque division représentant alors 1 centigramme de calomel.

Si l'on veut employer la seringue de Barthélemy, pour éviter l'achat d'une nouvelle seringue, il faut se souvenir qu'elle contient un quart de centimètre cube divisé en 14 divisions.

Si donc on veut injecter o gr. 10, il faut injecter la seringue pleine, si on veut injecter o gr. o5, on n'injectera que 7 divisions, c'est-à-dire la moitié de la seringue.

Le calomel en frictions est inusité.

En applications locales, on peut formuler l'emplâtre suivant comme succédané de l'emplâtre de Vigo (Quinquaud) :

Calomel	10 grammes
Huile de ricin	3 —
Emplâtre diachylon	30 —

C'est surtout en pommade, comme topique du chancre, que ses bons effets se font sentir. On peut utiliser une des formules suivantes :

Calomel.	1 gramme
Axonge benzoïnée	20 —

Ou bien :

Calomel.	1 gramme
Oxyde de zinc	2 —
Vaseline . . . . }	ââ 20 —
Lanoline . . . . }	

La pommade au calomel a aussi été vantée comme un moyen prophylactique de la syphilis. Il en sera question ailleurs.

CALOMELOL

C'est du calomel colloïdal, qui se présente sous forme d'une poudre amorphe blanc brunâtre, ressemblant à de la peptone.

Il est, dit-on, soluble dans la proportion de 1 p. 50 et donne un liquide laiteux d'où les acides le précipitent. D'après nous, il n'y a qu'apparence de solution, il s'agit d'une simple émulsion aqueuse qui se dépose par le repos prolongé.

On peut l'employer à l'intérieur, sous forme de pilules ainsi formulées :

Calomélol.	0 gr. 01
Opium	0 005

par pilule, n° 20.

De 1 à 2 pilules *pro die*. Ces doses peuvent être augmentées.

On l'emploie aussi par voie diadermique, en frictions que l'on formule :

Onguent au calomelol à 45 p. 100 pour frictions Q. S.

La dose moyenne est de 6 grammes par friction et on fait une trentaine de frictions. L'avantage serait d'être un traitement non irritant et ne maculant pas la peau ni le linge. Cependant, on a signalé des stomatites et de l'irritation cutanée analogue à celle de l'onguent gris. Comme pansement local des ulcérations et des chancres, l'onguent au calomélol peut remplacer la pommade ordinaire au calomel.

Le calomélol ne convient pas en injections sous-cutanées, nous l'avons employé en solution simple et en solution eucaïnée, il présente les mêmes inconvénients que le calomel et de ce fait n'est donc pas supérieur. Nous ne l'avons pas employé en frictions.

IODO-HYDRARGYRATE D'IODURE DE POTASSIUM

C'est un iodure double de potassium et de mercure se présentant sous forme de cristaux foncés solubles dans l'eau.

On le donne à la dose quotidienne de 0 gr. 25 à 0 gr. 15. Les pilules se formulent ainsi :

Iodo-hydrargyrate d'iodure de potassium.	0 gr.	02
Extrait de quinquina	0	04
— d'opium	0	005
Poudre de cannelle	Q. S	

par pilule (de 1 à 8 par jour).

Ou :

Iodo-hydrargyrate	0 gr.	25
KI	2	50
Tartrate ferrico-potassique	2	50
Sirop de salsepareille	120	»

1 à 3 cuillerées à bouche par jour.

IODO-HYDRARGYRATE D'HÉMOL

Ce composé contient 12,35 p. 100 de mercure, 28,68 p. 100 d'iode et 58,97 p. 100 d'hémol ou extrait hémoglobique du sang à base de zinc (poudre brune sans saveur). On donne des pilules de 0 gr. 005 à la dose de 1 à 2 par jour.

BICHLORURE DE MERCURE OU SUBLIMÉ CORROSIF

Il s'obtient en sublimant un mélange à parties égales de

sulfate mercurique et de chlorure de sodium. Il contient 73,82 p. 100 de Hg.

Ce sont des cristaux blancs, transparents, très lourds, de saveur sèche et désagréable. Il se dissout dans environ 16 parties d'eau, 3 d'alcool, 14 de glycérine, et aussi dans les chlorures alcalins en donnant de l'oxyde jaune ou de l'oxychlorure brun. Il coagule l'albumine en solution alcaline, mais jamais en solution acide que si on ajoute du chlorure de sodium. Il en résulte cette déduction thérapeutique qu'il faut adjoindre du chlorure de sodium si on l'emploie en injections sous-cutanées, et se garder d'en mettre s'il est administré par voie stomacale.

Pour l'usage interne, le sublimé se prescrit en pilules ou en solution. Voici des pilules :

Sublimé	0,10	centigrammes
Extrait d'opium	0,20	—
Extrait de gaïac	0,40	—

pour dix *pilules molles*. Ce sont les pilules classiques de Dupuytren que l'on donne à la dose de 1 à 3 par jour.

M. Renault formule ainsi :

Sublimé.	} ââ 0 gr. 01
Extrait thébaïque	}
Extrait de quinquina	Q. S.

par pilule, 2 par jour.

En solution, on n'a guère recours qu'à la liqueur de van Swieten (Nouveau Codex) dont la composition est la suivante :

Sublimé	1 gramme
Eau distillée.	999 grammes

dont 1 gramme représente un milligramme de sublimé, et XXX gouttes de liquide. Chez les enfants, on donne de 1 à

2 grammes par année d'âge et chez l'adulte, 1 à 2 cuillerées à bouche, c'est-à-dire de 15 à 30 grammes *pro die*. On l'administre ordinairement dans du lait. Le seul reproche qu'on puisse adresser à cette solution est d'avoir un goût styptique, désagréable.

On peut y ajouter de l'iodure de potassium, par exemple dans la formule suivante :

Liqueur de van Swieten . . .	200 grammes
Iodure de potassium	50 —
Eau distillée	Q. S. pour 1.000 cc.

Chaque cuillerée à bouche contient 1 gramme d'iodure de potassium et 0,003 milligrammes de sublimé. On donne de 2 à 3 cuillerées à soupe par jour. Le sublimé est utilisable également en injections hypodermiques. Voici plusieurs formules :

α) Sublimé	0,25 centigrammes
Chlorure de sodium. . .	1 gramme
Eau distillée bouillie . .	25 grammes

A mettre en ampoules de 1 centimètre cube. Une injection de 1 centimètre cube par jour.

β) Sublimé	0,05 centigrammes
Eau distillée et stérilisée.	100 grammes

Injecter de 10 à 20 centimètres cubes.

γ) Sublimé	0,05 centigrammes
Eau salée à 7,50 p. 1.000 et stérilisée.	100 grammes

pour injection intra-veineuse à la dose de 10 à 20 centimètres cubes.

C'est un très bon médicament, mais la grande toxicité du sublimé impose dans son maniement une très grande prudence, et d'autre part, les injections sous-cutanées sont douloureuses et coagulent l'albumine. Aussi, on a essayé de rendre les piqûres indolores dans la solution suivante :

Sublimé corrosif. . . .	0,10 centigrammes
Chlorure de sodium . .	0,50 —
Chlorhydrate de cocaïne ou d'eucaïne . . .	0,025 milligrammes
Eau distillée..	10 cmc.

pour 10 ampoules.

Liegeois l'a associé à la morphine dans ce but, mais sans entraîner la conviction.

M. de Lapersonne emploie de l'huile au sublimé selon la formule suivante :

Sublimé.	0,01 centigramme
Huile d'olives	1 cmc.

Les injections intraveineuses de sublimé s'accompagnent de nodosités et de petits thrombus.

OXYDE JAUNE DE MERCURE

L'oxyde jaune ou oxyde mercurique s'obtient en précipitant une solution aqueuse de chlorure mercurique par une solution de potasse caustique. C'est une poudre amorphe, très divisée, insoluble dans l'eau et qui s'altère sous l'action de la lumière. Elle contient 92,60 p. 100 de Hg.

Il est incompatible avec les acides, les sels acides, les chlorures, les iodures.

On peut l'employer, dans la syphilis, en injections hypodermiques, en suspension dans un corps gras. Voici une formule :

Oxyde jaune de mercure	1 gr. 50
Huile de vaseline	15 grammes

Un centimètre cube contient 0,10 centigrammes d'oxyde jaune. L'injection ne se fait que tous les 15 jours ou toutes les semaines selon la nécessité (Balzer).

Nous n'avons pas expérimenté ce médicament.

CHLORO-IODURE DE MERCURE

C'est un corps rouge, cristallisé, insoluble dans l'iodure de potassium. Il est obtenu en mélangeant du calomel et de l'iode et est constitué par un mélange à équivalents égaux de biiodure et de bichlorure de mercure.

On peut l'employer pour l'usage interne aux doses de 0,005 milligrammes à 0,01.

Chloro-iodure mercureux.	0,25 centigrammes
Gomme arabique. . . .	1 gramme
Mie de pain.	Q. S.
Eau de fleurs d'oranger .	Q. S.

pour 100 pilules.

De 1 à 4 par jour.

BICHLORO-IODURE DE MERCURE

Ce sel paraît être le même que le précédent.

BIBROMURE DE MERCURE

Récemment introduit dans la thérapeutique, il a été presque exclusivement employé en piqûres sous-cutanées.

Bibromure de mercure .	0,10 centigrammes
Eau distillée	10 cmc.

En injecter 2 centimètres cubes tous les 2 jours. Les

piqûres dans le muscle sont indolores ou presque, douloureuses sous la peau, où elles peuvent provoquer des escarres.

Nous n'en avons pas l'expérience.

HYPOSULFITE DE MERCURE ET DE POTASSIUM

Constitué par des cristaux blancs solubles dans l'eau. Il est peu caustique.

Il a été préconisé en injections hypodermiques contre la syphilis tertiaire.

Hyposulfite de Hg et K.	0 gr. 025
Eau distillée	1 cmc.

par injection.

§ 3. — Sels organiques de mercure.

CYANURE D'HYDRARGYRE

Le cyanure d'hydrargyre est un de nos médicaments préférés et, depuis dix ans, nous lui sommes resté fidèle. On l'obtient en décomposant le bleu de Prusse par l'oxyde mercurique. Il contient 79,36 p. 100 de Hg.

C'est un sel cristallin, prismatique, inodore, transparent, de saveur désagréable. Il ne coagule pas l'albumine. Il se dissout dans 8 parties d'eau froide, 4 parties de glycérine, 2 parties d'alcool.

Avec les autres cyanures, chlorures, iodures, sels ammoniacaux, il forme facilement des sels doubles.

Le cyanure d'hydrargyre s'emploie toujours dans la syphilis en injection sous-cutanée ou intra-veineuse.

Les formules à employer sont les suivantes :

Cyanure d'hydrargyre . .	0 gr. 10 à	0 gr. 20
Eau distillée		10 cmc.

pour faire 10 ampoules de 1 ou 2 centigrammes. Fréquemment on y adjoint un peu de cocaïne, selon la formule suivante :

Cyanure d'hydrargyre. . .	0 gr. 10 à	0 gr. 20
Eau distillée		10 cmc.
Chlorhydrate de cocaïne. .	0 gr. 10 à	0 gr. 20

pour faire 10 ampoules de 1 ou 2 centigrammes.

Le fait de l'adjonction de cocaïne ne prouve pas que l'injection de cyanure soit douloureuse, elle l'est exceptionnellement, lorsqu'on a par malheur atteint un filet nerveux, mais nous pouvons affirmer par notre expérience de ce médicament que le cyanure est, sauf accident, à peu près indolore. D'ailleurs, la dose de cocaïne, 1 centigramme par centimètre cube, qu'on peut lui adjoindre est insignifiante. Ce que l'on peut observer, c'est une douleur pongitive légère survenant quelques heures après la piqûre et très éphémère, ne durant qu'une ou deux heures.

Le cyanure s'emploie en injections sous-cutanées tous les deux jours, à 1 ou 2 centigrammes selon l'intensité ou la violence de la maladie. On fait une moyenne de 10 piqûres, quelquefois 8, d'autrefois 12, et on laisse reposer le malade. Les effets en sont très rapides et excellents, c'est, à notre avis, un des meilleurs sels solubles de la pharmacopée, le plus actif et le plus exempt d'accidents. Le cyanure en injection intra-veineuse est tout à fait remarquable dans les formes graves de la syphilis et il est toujours indiqué dans les cas d'*iritis syphilitique*. Son emploi dans cette maladie a été bien formulé par Abadie.

L'injection intra-veineuse se pratique à l'aide d'une très

petite aiguille de platine iridié dite dans le commerce aiguille d'Abadie. Elle est de diamètre extrêmement ténu et d'une longueur d'environ 1 centimètre et demi. Par une légère striction du bras, on rend les veines turgescentes, puis, après désinfection préalable, on prend la veine la plus superficielle possible et on y introduit parallèlement l'aiguille d'Abadie, ensuite, on pousse très doucement et très lentement l'injection. Le malade a souvent alors une sensation de sel dans la bouche. Il est bon de n'opérer la striction qu'avec la main, car, dès que l'on pousse l'injection, on lâche tout, de manière à ce que la pénétration du liquide se fasse aisément.

Si l'injection intra-veineuse est bien faite, c'est-à-dire si on pénètre bien dans la veine et si on pousse lentement le liquide, on n'a pas à redouter d'accident, il n'y a ni réaction, ni induration. L'injection intra-veineuse est question de doigté : mal faite, elle peut déterminer des thrombus dans la veine et une nodosité periphlébitique.

CYANATE D'HYDRARGYRE

Nous n'avons pu nous procurer de renseignements sur ce sel ; Schutz le préconise en injection sous-cutanée à la dose d'un quart à demi-centimètre cube, selon la formule :

Cyanate d'hydrargyre	0 gr. 50
Eau distillée	25 grammes

OXYCYANURE D'HYDRARGYRE

Tout ce que nous venons de dire du cyanure est applicable à l'oxycyanure. Ce dernier sel est une combinaison moléculaire d'oxyde de mercure et du sel précédent. Il est très soluble dans l'eau dans la proportion de 13,5 p. 1.000 à froid, plus soluble à chaud. Il contient 86 p. 100 de Hg.

On a décrit plusieurs oxycyanures de mercure mais il est établi, ainsi qu'il résulte des travaux de MM. Richard et Holdermann qu'il n'existe qu'une seule combinaison d'oxyde et de cyanure de mercure répondant à la formule $HgOHgCy^2$.

Ce corps se présente sous la forme d'une poudre blanche cristalline.

On l'obtient en portant à l'ébullition pendant plusieurs heures une solution de cyanure de mercure en présence d'oxyde jaune en excès.

La liqueur filtrée chaude laisse déposer par refroidissement l'oxycyanure de mercure cristallisé.

L'oxycyanure de Hg qu'on rencontre dans le commerce contient souvent du cyanure en plus ou moins grande proportion, nous croyons qu'il y a intérêt à employer un oxycyanure de mercure chimiquement pur.

C'est un sel dont la teneur en mercure est une des plus élevées. Son action est très prompte et très sûre. Nous avons remarqué que l'intolérance se manifeste plutôt sur l'intestin que sous forme de stomatite. Nous avons observé une fois des selles sanguinolentes. On formule ainsi :

Oxycyanure d'hydrargyre	0 gr. 01
Eau distillée	10 cmc.

par ampoule (n° 10).

A injecter tous les deux ou trois jours.

L'injection n'est pas douloureuse, mais si on veut, par surcroît de précaution, comme pour le cyanure, on peut cocaïner. Un des points particuliers de ces deux sels, cyanure et oxycyanure, est que leur solution reste éternellement limpide en verre clair, qu'il y ait ou non adjonction de cocaïne.

C'est là un fait, à notre avis, d'une très grande importance, à savoir la stabilité absolue de ces médicaments.

BENZOATE D'HYDRARGYRE

C'est un des sels le plus fréquemment employés, mais il est de toute nécessité qu'il soit fraîchement préparé par voie de double décomposition.

Ce sel, peu soluble dans l'eau, se présente sous forme d'une poudre blanche cristalline, de réaction acide. On l'obtient en mélangeant 125 grammes d'oxyde de mercure dissous dans 250 grammes d'acide azotique et 4 litres d'eau avec une solution de 188 grammes de benzoate de soude dans 4 litres d'eau.

Il ne contient que 43,47 p. 100 de Hg.

Pour le dissoudre, il faut qu'il soit en présence, soit d'un autre benzoate, soit d'un chlorure ou d'un iodure alcalin, mais, dans ce dernier cas, il y a une transformation plus ou moins complète qui ramène le sel à l'état de chlorure ou d'iodure de mercure. Ce n'est donc plus du benzoate que l'on injecte. Il paraît également certain qu'il se forme un benzoate double si on le fait dissoudre avec un benzoate alcalin et que celui-ci n'a plus seulement une action de présence. Voici quelques formules qui ont été préconisées :

I.	Benzoate de mercure	0 gr. 25
	Chlorure de sodium chimiquement pur.	āā 0 10
	Chlorhydrate de cocaïne.	
	Eau distillée bouillie	30 grammes.

(Stoukovenkoff).

Cette formule est à peu près abandonnée, car si elle est limpide quand on la prépare, elle subit, au bout de très peu de temps, des transformations qui la rendent inutilisable.

II. Benzoate de mercure	0 gr.	30
Benzoate d'ammoniaque	1	50
Eau distillée bouillie	30 grammes	

(Gaucher).

On injecte 2 centimètres cubes de cette solution par jour, soit 2 centigrammes de benzoate d'hydrargyre.

C'est un ennui, car il faut remplir deux fois la seringue, attendu que la plupart des médecins ne possèdent pas de seringue de 2 centimètres cubes. Aussi on s'est exercé à modifier la formule et le plus habituellement, les modifications consistent à augmenter le titrage de la solution et à faire entrer soit 1, 2, 3 ou 4 centigrammes de benzoate par centimètre cube. On peut cocaïner ou non la solution.

On peut aussi formuler :

III. Cacodylate de soude	2 gr.	50
Benzoate d'hydrargyre	0	50
Chlorhydrate de cocaïne	0	10
Sérum hypertonique à 2,5 p. 100	50 cmc.	

Ou :

IV. Benzoate d'hydrargyre	0 gr.	50
Benzoate d'ammoniaque	0	50
Benzoate de cocaïne	0	15
Eau distillée	50 cmc.	

Notre ami, M. Guillaumin, a réussi à préparer de l'huile au benzoate de mercure, elle présente à peu près l'aspect de l'huile au calomel liquide, et comme couleur, et comme consistance ; comme cette dernière également, elle dépose par le repos prolongé, mais reprend son homogénéité par l'agitation. Au microscope, les grains de benzoate sont beaucoup plus fins et plus ténus que les grains de calomel. La solution huileuse qu'il prépare est dosée à 5 centigrammes par centimètre cube.

Nous avons employé cette solution dans l'espoir que l'injection bi-hebdomadaire (10 centigrammes par semaine) présenterait de grands avantages. Malheureusement, elle est douloureuse, beaucoup moins toutefois que l'huile au calomel, et la douleur dure beaucoup moins longtemps. Cette considération nous avait fait renoncer à son emploi, mais nous avons remarqué que l'addition de gaïacol et de camphre pouvait la rendre suffisamment indolore. C'est donc un médicament dont l'étude mérite d'être poursuivie.

D'un autre côté M. Guillaumin a réussi à nous préparer une solution isotonique de benzoate qui nous donne toute satisfaction :

Benzoate de mercure récemment préparé.	1	gramme
Chlorure de sodium	1	—
Eau distillée.	100	—

Le △ est — 0,55.

CACODYLATES DE MERCURE

L'immense faveur du cacodylate de soude auprès des médecins et des malades dans le traitement de la tuberculose devait avoir sa répercussion dans le traitement de la syphilis, où il devenait logique d'essayer le cacodylate de mercure. On emploie, du reste, deux sels : le cacodylate d'hydrargyre et le cacodylate iodo-hydrargyrique.

Le cacodylate de mercure étant complètement insoluble dans l'eau, ne peut être employé en injections hypodermiques. On a réussi, par des artifices de préparation, à le maintenir en suspension, mais le liquide obtenu est trop douloureux, et il a fallu renoncer à son emploi. De plus, la toxicité en est très élevée. On peut formuler :

Cacodylate Hg	1	gramme
Eau distillée.	100	—

Filtrer et stériliser, répartir en ampoules. Cette préparation est absolument à rejeter, et nous ne l'avons pas employée.

CACODYLATE IODOHYDRARGYRIQUE

Le cacodylate iodohydrargyrique, préconisé par M. Brocq, n'est qu'un mélange de biiodure de mercure et de cacodylate de soude, dissous à la faveur de l'iodure de potassium. Ce n'est donc pas un sel défini, ni, à proprement parler, un cacodylate d'hydrargyre, c'est l'adjonction de deux sels. On formule ainsi :

Biiodure d'hydrargyre	0 gr. 047
Cacodylate de soude.	0 40
Iodure de sodium.	0 20
Eau distillée.	Q. S. p. 10 cmc.

On injecte quotidiennement 1 à 2 centimètres cubes. Les piqûres, comme celles du biiodure et du cacodylate de soude, ne sont pas douloureuses, et la valeur du sel est la même que celle du biiodure, puisque en fait c'est celui-ci qui est en action.

Grâce à l'obligeance de M. Lesure, j'ai pu expérimenter les deux formules suivantes :

Sérum iodocacodylique simple.

A	Cacodylate de Hg	1 gramme
	Acide cacodylique.	2 —
	Eau distillée.	75 —
B	Iodure de Na	1 gramme
	Eau distillée.	5 —

Ajouter B à A. Neutraliser avec une solution de soude

caustique et ajouter H^2O qs. pour obtenir 100 centimètres cubes; diviser en ampoules et tyndaliser trois fois à 100°.

Doses : 1 centimètre cube, soit 0,03 iodocacodylate de Hg équivalent à 0,004 de biiodure de Hg.

Sérum cacodylique biiodé.

Biiodure Hg.	0 gr. 50
Iodure de Na	0 60
Chlorure de Na	0 60
Cacodylate de Na.	3 »
Eau distillée.	Q. S. p. 100 cmc.

Diviser en ampoules colorées de 1 centimètre cube; tyndaliser trois fois à 100°.

Doses : 1 à 2 centimètres cubes, soit 0,005 à 0,01 biiodure Hg et 0,03 à 0,08 cacodylate Na.

Ces injections sont indolores et nous ont donné d'excellents résultats.

PEPTONATE D'HYDRARGYRE

Il est assez employé en Italie. Le terme de peptonate n'est peut être pas chimiquement, absolument exact, car il s'agit plutôt d'une dissolution de sublimé dans la peptone. Pour le préparer, deux procédés sont employés : le procédé Petit, et le procédé Delpech.

Le procédé Petit consiste à triturer au mortier le mélange suivant :

Sublimé	1 gramme
Chlorure de sodium	2 —
Peptone sèche	1 —

Dissoudre dans la plus faible quantité possible d'eau et dessécher dans le vide.

Le procédé Delpech est analogue et consiste dans la trituration du mélange suivant :

Peptone sèche	9 grammes
Chlorure d'ammonium	9 —
Sublimé	6 —

La peptone mercurique se présente soit à l'état spongieux, soit à l'état de poudre de couleur jaune clair, à saveur métallique très prononcée et désagréable, à odeur de peptone, soluble dans l'eau et l'alcool faible. On l'emploie exclusivement en injections hypodermiques à doses variables de o gr. 01 à o gr. 05 par jour en solution aqueuse.

Les formules suivantes méritent la préférence :

1°	Peptonate d'hydrargyre.	0 gr. 50
	Eau distillée.	25 grammes
	Glycérine pure.	5 —

dont 1 centimètre cube représente 0,00416 de sublimé soit 0,003 de mercure.

2°	Peptonate de mercure	0 gr. 50
	Eau distillée	20 grammes
	Glycérine pure.	5 —

Un centimètre cube représente 0,005 de sublimé, ou 0,0037 de mercure.

Les injections se font profondément intra-musculaires ; elles sont à peu près constamment indolores et ne laissent que peu ou pas d'induration.

Parfois, le peptonate d'hydrargyre a été employé par voie gastrique. Il suffit de prescrire ainsi :

Dragées de sublimé et de peptone de viande dosées à un milligramme de sublimé.

De 5 à 10 en 24 heures, au début du repas.

M. Lesure prépare des pilules molles dosées à 0,005 milligrammes de sublimé.

HERMOPHENYL

L'hermophenyl représente chimiquement de l'oxyde de mercure dissous dans du phénoldisulfonate de sodium.

C'est une poudre blanchâtre, amorphe, inodore, très stable et peu sapide. Elle se dissout assez facilement dans l'eau dans la proportion de 22 p. 100, dans la glycérine (10 p. 100). Elle est insoluble dans l'alcool, l'éther, le chloroforme, les corps gras. Ses solutions ne précipitent pas l'albumine et ne subissent pas de transformations sous l'influence de la chaleur ou de la lumière. Il n'est pas irritant. Il contient 40 p. 100 de mercure.

Dans la syphilis, il s'emploie en injections hypodermiques à la dose de 0 gr. 10 à 0 gr. 20 par injection. Formuler ainsi :

Hermophenyl	1 à 2 grammes
Eau distillée.	10 cmc.

pour 10 ampoules de 0 gr. 10 ou 0 gr. 20.

On peut y ajoindre un analgésique. Les piqûres intramusculaires qui doivent se faire tous les deux ou trois jours ou moins fréquemment, sont bien tolérées, et peu et à peine douloureuses. Elles ne laissent pas d'indurations. On peut également faire des injections intra-veineuses. Par voie stomacale, on peut formuler :

Hermophenyl	0 gr. 05

par dragée n° 50. 2 à 3 par jour.

On peut aussi employer des solutions ou des sirops.

Les doses fortes doivent être surveillées, réservées aux cas graves.

ASQUIRROL

C'est une combinaison du mercure avec le radical ordinaire aromatique du phénol. C'est donc un phénate d'hydrargyre. La forme commerciale, en ampoules, paraît être une solution dans un éther amylique. On injecte 1 centimètre cube par jour et on fait une série de 10 injections. Ces piqûres ne sont pas douloureuses. Le solvant, qui, croyons-nous, est un éther amylique, contre-indique l'emploi de seringues à piston de caoutchouc. Il présente le grave inconvénient d'une odeur désagréable et vive, et le goût de ce solvant apparaît dans la bouche du malade un quart d'heure et une demi-heure après la piqûre.

PHÉNATE D'HYDRARGYRE

Composé non défini si on formule ainsi. Peut se donner en pilules de 0 gr. 02, de 2 à 4 par jour.

SALICYLATE DE MERCURE

Le salicylate employé est un salicylate mercurique basique qui se prépare de la façon suivante :

Chlorure mercurique	0 gr. 80
Salicylate de soude	0 47

On fait dissoudre séparément dans l'eau et on mélange. Ces quantités fournissent 1 gramme de salicylate de mercure.

Le salicylate de mercure, poudre blanche amorphe, sans odeur, ni saveur, neutre, n'est pas soluble dans l'eau, mais il est soluble dans l'eau salée, et, dans le cas de la préparation ci-dessus mentionnée, il reste dissous à la faveur du chlorure de sodium formé dans la réaction. Il renferme 53 p. 100 d'Hg.

La posologie du salicylate d'hydrargyre est la suivante :

Salicylate de mercure.	0 gr. 10
Huile d'olive lavée stérilisée . . .	Q. S. pour 20 cmc.

Un centimètre cube renferme o gr. oo5 de substance active. On injecte de 1 à 3 centimètres cubes par jour, on peut concentrer cette solution pour faire une injection hebdomadaire de o gr. 10, mais il faut être prudent.

Lajoux préconise les formules suivantes :

Salicylate mercurique dissimulé . .	0 gr. 50
Benzoate d'ammoniaque	1 »

Ammoniaque diluée Q. S. pour neutraliser.
Eau distillée Q. S. pour 50 centimètres cubes.

1 à 2 centimètres cubes tous les jours.

Ou :

Salicylate mercurique neutre. . . .	0 gr. 10
Eau distillée.	20 »

Une injection de 1 à 2 centimètres cubes tous les jours.

On peut l'employer également sous forme de pilules de o gr. o1 :

Salicylate mercurique	1 gramme
Poudre d'opium	0 gr. 40
Extrait de gentiane	Q. S.

pour 20 pilules (2 par jour).

SALICYLARSINATE DE MERCURE (ÉNESOL).

C'est un sel blanc, amorphe, soluble dans l'eau, et dont la solution peut être stérilisée par la chaleur sans se décomposer. Cette solution ne précipite pas par l'iodure de potassium et ne coagule pas l'albumine. La teneur en mercure est de 38,46 p. 100 et en arsenic de 14,4 p. 100.

La douleur occasionnée par les piqûres d'énesol est très faible, presque nulle, les injections sont faites quotidiennement. On a très peu de nodosités, la toxicité est très faible.

Les solutions à injecter sont titrées à 3 p. 100, c'est-à-dire que un centimètre cube de cette solution contient 0 gr. 03 d'énesol, soit 0 gr. 0115 de Hg métallique, et correspond à 0 gr. 26 de biiodure.

Il convient de faire une série de 20 piqûres de 2 centimètres cubes, intra-musculaires, c'est-à-dire d'injecter 0 gr. 06. Les piqûres peuvent n'être faites que tous les deux jours.

AMIDO-PROPIONATE OU ALANINATE DE MERCURE

On dissout dans l'eau l'acide amido-propionique et on ajoute, jusqu'à refus, du bioxyde de mercure pulvérisé; on filtre et on évapore. On obtient ainsi une poudre cristalline blanche, soluble dans l'eau, qui ne s'altère ni à l'air ni à la lumière.

On peut employer en injections hypodermiques :

Alaninate de mercure. .	0 gr. 005 à 0 gr. 015
Eau distillée	1 cmc.

pour une injection quotidienne, qu'on peut continuer pendant un mois.

Par la bouche, on peut l'administrer en pilules, en solution ou en potion.

Chez les enfants, la dose est de 2 à 5 milligrammes par jour.

MÉTHYLARSINATE D'HYDRARGYRE

Formuler :

Méthylarsinate d'hydrargyre . .	1 gramme
Eau distillée	100 —

On injecte un demi à 1 centimètre cube, mais ce composé est douloureux et peu stable à la stérilisation.

FORMAMIDE HYDRARGYRIQUE

Formuler :

Formamide hydrargyrique	0 gr. 10
Eau distillée.	10 »

en injections sous-cutanées.

SUCCINIMIDE DE MERCURE

Il est obtenu directement par la combinaison de la succinimide et de l'oxyde de mercure. Il renferme la moitié de son poids de mercure.

Ce sont des aiguilles soyeuses, incolores, très solubles dans l'eau et ne coagulant pas l'albumine.

Le succinimide est isomère des acides cyanopropioniques, et tous ces corps ne présentent pas une stabilité bien grande, ni des propriétés chimiques bien définies.

On peut ainsi formuler :

Succinimide mercurique. .	0 gr. 025 à 0 gr. 15
Eau distillée stérilisée . .	10 »

En ampoules de 1 centimètre cube.

Les doses sont de 0,001 à 0,005 *pro die*.

Le succinimide est douloureux et a besoin d'être cocaïné, mais il devient alors peu stable.

En pilules, on formule :

Succinimide de mercure . . . . . . 0 gr. 05

par pilule.

Une par jour.

Nous n'avons jamais employé ce produit et ne pouvons nous prononcer sur sa valeur.

THYMOLATE DE MERCURE

C'est une poudre blanche, cristalline, incolore, sans saveur, soluble dans l'alcool dilué, presque insoluble dans l'eau.

Le thymol-acétate s'emploie en injections sous-cutanées.

Thymol-acétate d'hydrargyre . .	1 gramme
Huile de vaseline.	Q. S. pour 10 cmc.

1 centimètre cube représente 0 gr. 10 de sel et 0 gr. 057 de Hg.

Une injection par semaine.

LACTATE DE MERCURE

Le lactate neutre de mercure ou lactate mercurique cristallise en prismes brillants.

Il est insoluble dans l'alcool, se décompose par la chaleur et ne peut être stérilisé.

Il est soluble dans 3 parties d'eau. Les solutions s'altèrent au bout d'un certain temps.

On peut l'employer par voie sous-cutanée :

Lactate de mercure	0 gr. 50
Eau distillée stérilisée	10 »

pour dix ampoules de 1 centimètre cube. En injections quotidiennes.

Nous n'en avons pas d'expérience personnelle.

En solution, on donne une cuillerée à bouche par jour d'une solution au millième.

SOZOIODOLATE DE MERCURE

C'est un sel à base de sozoiodol, c'est-à-dire d'acide diiodoparaphenylsulfurique, qui s'obtient en traitant la benzine biiodée par l'acide sulfurique fumant, saturant par le carbonate de plomb et décomposant le sel de plomb par l'hydrogène sulfuré.

Il forme, avec le mercure, un sel, sous forme de poudre jaune orangé, insoluble dans l'eau, mais soluble dans l'eau salée ou additionnée d'iodure de potassium.

En injections hypodermiques, on emploie la solution suivante :

Sozoiodolate d'hydrargyre	0 gr. 80
Iodure de potassium.	1 »
Eau distillée et stérilisée	10 »

1 centimètre cube contient 0 gr. 08 de sel.

On ne l'injecte qu'une ou deux fois par semaine.

Ce sel, dont l'efficacité n'est pas particulière, et qui n'est pas sans douleur, est en somme un médicament d'exception.

TANNATE DE MERCURE

C'est une poudre amorphe, insoluble dans l'eau.

On ne l'emploie qu'en pilules :

Tannate de mercure.	0 gr. 05
Extrait de poudre de réglisse . . .	Q. S.

par pilule. N° 20. De deux à quatre par jour.

Ou en cachets :

Tannate de mercure.	5 gr.	»
Tanin	1	»
Opium pulvérisé	0	25
Sucre de lait	10	»

Diviser en cinquante cachets. Trois à quatre par jour.

GALLATE DE MERCURE

C'est une poudre vert noir, insoluble dans l'eau, contenant 87 p. 100 de mercure.

On le donne en pilules :

Gallate de mercure	0 gr.	05
Extrait de quinquina	0	10

par pilule n° 50.

De une à trois par jour.

ASPARAGINATE DE MERCURE OU ASPARTATE

Se prépare en traitant l'asparagine par l'oxyde jaune de mercure. On obtient une solution d'asparaginate de mercure, claire, incolore, inodore, de saveur saline, métallique, un peu caustique.

S'emploie en injections sous-cutanées. Formuler :

Solution aqueuse d'asparagine hydrargyrique à 1 ou 2 p. 100.

en ampoules de 1 centimètre cube.

On injecte 1 centimètre cube tous les jours. Les injections, dit Neumann, ne seraient pas douloureuses et sont bien tolérées.

MERCUROL, MERCURAMINE, GYRGOL EGOL, HYDRARGOL, ASTÉROL

Dans le commerce, on rencontre assez souvent des produits qui, sous un nom d'emprunt ou spécialisé, représentent des corps chimiques nettement définis. Nous croyons utile d'en faire connaître, grossièrement il est vrai, la composition aux praticiens, afin qu'ils sachent ce qu'ils ordonnent, s'ils veulent ordonner une spécialité :

Mercurol. — Combinaison de nucléine et de mercure vif, renferme 10 p. 100 Hg. Poudre jaune brun, soluble dans l'eau. En pilules de 2 ou 5 centigrammes. Deux par jour.

Mercuramine. — Citrate éthylènediamine de mercure.

Gyrgol. — Mercure colloïdal obtenu par voie chimique et soluble dans l'eau à la façon dont les corps colloïdaux sont solubles dans l'eau, c'est-à-dire en émulsion fine. Poudre noire grenue, insoluble dans l'alcool et l'éther. La solution aqueuse est neutre, de couleur cendrée, fluorescente.

S'emploie 1° en frictions, sous forme de pommade à 10 ou 33 p. 100 ;

2° En pilules de 0 gr. 05 (deux à quatre par jour) ;

3° En injections intra-musculaires, 0 gr. 02 à 0 gr. 10, mais elles sont douloureuses et provoquent des réactions inflammatoires.

Hydrargyrol. — Paraphenylthionate de mercure, préparé en maintenant pendant huit jours du phénol cristallisé en présence de l'acide sulfurique. Neutraliser avec du carbonate de baryte. Filtrer et incorporer de l'oxyde mercurique récemment préparé.

Ce sont des écailles rouge brun à réaction neutre, solubles dans l'eau et la glycérine, insolubles dans l'alcool. Sel stable, non caustique, et ne précipitant pas les albumines. Il contient 33 p. 100 de mercure.

Cypridol. — Solution au centième d'iodure mercurique dans une huile neutre aseptique.

On entend parfois parler d'egol, d'hydrargol, d'astérol.

Nous ne sommes point documenté sur les deux premiers; quant à l'astérol, il paraît être un combiné très analogue à l'hydrargyrol, renfermant plus de mercure (53 p. 100), et soluble dans l'eau.

LE MERCURATE D'ARGENT DANS LE TRAITEMENT DE LA SYPHILIS

Il n'est point besoin de dire que, jusqu'à plus ample informé, le mercure reste le traitement de choix, le traitement spécifique de la syphilis. Mais, depuis quelques années, l'argent est entré dans la pratique courante de la thérapeutique des infections. Credé d'abord, puis M. Netter, en France, se sont faits les apôtres de l'action bienfaisante de l'argent colloïdal ou collargol. Comme le mercure, on l'emploie par voie diadermique en frictions; comme le mercure on l'emploie en injections sous-cutanées ou intra-veineuses. L'injection sous-cutanée n'est surtout devenue pratique et indolore que du jour où l'on obtint l'argent colloïdal électrique, l'électrargol, et non plus le collargol par réactions et précipitations chimiques.

Partant de cette observation que l'argent avait un rôle bienfaisant dans les infections, nous nous sommes demandé si, en ajoutant l'action de l'argent à celle du mercure dans le traitement de l'infection syphilitique, on n'augmenterait pas, dans une certaine mesure, l'action de l'hydrargyre. Il était facile d'unir l'argent au mercure, puisqu'ils forment des amalgames ou mercurates d'argent.

Nous nous sommes adressé, pour faire des essais de mercurate d'argent, à M. Lesure, ancien interne des hôpitaux, chimiste distingué et directeur sympathique de l'ancienne pharmacie Gobley-Vigier, si connue à Paris.

Il n'y a que peu de choses, dans les traités de chimie les plus complets, sur les amalgames mercure et argent. Voici ce qu'en dit Moissan dans son *Traité classique de Chimie minérale* :

« Les amalgames d'argent existent dans la nature (argental); malheureusement, ces minerais sont rares.

« L'argent s'allie au mercure en toutes proportions ; le mercure dissout l'argent à froid et plus rapidement à l'ébullition. Les amalgames formés sont liquides ou pâteux, jusqu'à composition voisine de AgHg. C'est la composition des cristaux qui restent, par expression, dans une peau de chamois, des amalgames plus riches en mercure. Pour des teneurs plus élevées en argent, on a des amalgames cristallisés pour tous les mélanges, depuis 1 atome jusqu'à 50 atomes d'argent pour 1 de mercure (Joule).

« Berthelot, qui a fait l'étude thermique des amalgames d'argent, a montré que l'union des deux métaux dégageait de très faibles quantités de chaleur, surtout lorsqu'on partait de l'argent cristallisé.

« Les amalgames d'argent ne paraissent pas former de combinaisons définies, sauf peut-être les alliages AgHg et Ag^3Hg^4 (Ogg).

« Chauffés, ils abandonnent du mercure à partir du point d'ébullition de ce dernier métal ; la plus grande partie s'en va au rouge sombre, mais il en reste toujours des traces jusqu'au point d'ébullition de l'argent.

« L'amalgame contenant 15 p. 100 de mercure ($AgHg^4$) subit, en le chauffant, une modification moléculaire. Après refroidissement, il est dur et poreux.

« Enfin, on peut préparer, par voie humide, certains amalgames d'argent.

« L'arbre de Diane est constitué par des cristaux d'amalgame d'argent obtenus en traitant par le mercure l'azotate d'argent étendu. Il se forme aussi de l'amalgame d'argent par l'action de l'amalgame de sodium sur l'azotate d'argent ; ou par l'électrolyse des solutions des sels d'argent avec une cathode de mercure (1). »

Avec l'amalgame obtenu, M. Lesure prépara un échantillon selon le procédé de l'huile grise Vigier. La solution prit exactement la même apparence que celle-ci et, comme celle-ci, elle déposa, mais moins rapidement cependant que l'huile grise. Par l'agitation, on lui redonne, comme à l'huile grise, son homogénéité ; mais, si on regarde le flacon en dessous, on voit un nombre considérable de petites paillettes resplendissantes et blanches. Nous n'avons pas expérimenté cette première préparation.

M. Lesure prépara également une pommade solide couleur gris de fer, et l'aspect de cette pommade fut sur le point de nous décourager et de nous faire abandonner nos recherches, car le nombre de paillettes argentiques reflétant la lumière comme une glace, était tel que nous ne pensions pas, puisqu'elles étaient volumineuses et très visibles à l'œil nu, que l'on pût jamais obtenir une solution injectable et surtout indolore.

M. Lesure chercha encore et nous apporta une troisième préparation fortement sirupeuse dosée à 0 gr. 01 de Hg par centimètre cube, c'est-à-dire à 0 gr. 0025 de Hg par seringue de Barthélemy.

L'aspect en était gris brunâtre ardoisé et présentait des reflets métalliques scintillants nombreux, comme des écailles. Au microscope, on voyait de gros amas informes et noirs.

C'est avec elle que, bien timidement, nous avons commencé

(1) MOISSAN, *Traité de chimie minérale*, t. V, p. 600.

nos premières recherches : nous avons injecté d'abord une division de la seringue de Barthélemy, ce qui représentait comme équivalent o gr. 0005 de mercure métallique, et cela chez des malades dont le traitement n'avait rien d'urgent. Comme les patients n'accusaient aucune douleur, nous nous sommes enhardi et avons injecté d'abord deux gouttes (soit o gr. 0005) de mercure métallique, puis toute la seringue de Barthélemy (soit o gr. 0025), puis toute une seringue de Pravaz (soit o gr. 01 de Hg). Nous n'avons constaté aucune induration et les malades n'accusaient aucune douleur, bien que chez quelques-uns nous ayons injecté quatre jours de suite à la même cuisse, et presque dans le même endroit, une seringue de Barthélemy pleine.

Forts de ces observations, nous avons jugé que l'expérimentation thérapeutique sérieuse pouvait être entreprise, mais le dosage était réellement trop faible, et nous avons ramené la formule à l'équivalent d'une dose d'huile grise hebdomadaire.

M. Lesure obtint alors dans ce but, une préparation dosée à o gr. 10 par centimètre cube, soit 10 grammes de Hg par 100 centimètres cubes.

En effet, une dose d'huile grise à 40 p. 100 en volume (nouveau codex) contient o gr. 40 de Hg par centimètre cube et, si on injecte une 1/2 seringue de Barthélemy par semaine, cela fait $\frac{0,40}{8}$ = o cgr. 05 de mercure métallique.

De l'huile au mercurate d'argent, dosée à o cgr. 10 de Hg par centimètre cube, est injectée à la dose de 2 seringues de Barthélemy par semaine, ce qui représente également $\frac{0,10}{2}$ = 0,05 cgr. de mercure métallique.

Cette préparation est très épaisse, mais cela n'est nullement un inconvénient pour l'injection ; on n'a qu'à aller plus lentement. Par contre, elle est très stable et ne dépose même pas au bout d'un mois. Sa couleur est gris cendré, et quand on la regarde de près, on voit un nombre infini de petits points blancs argentiques, étincelants, dont quelques-uns prennent l'aspect de paillette.

Quand on la regarde au microscope, on est étonné qu'elle ne produise à l'injection aucune réaction douloureuse, car elle paraît grossière. On y voit de gros amas brunâtres ou noirâtres, informes et des globules graisseux étincelants comme le tain d'une glace.

Cette préparation, avec laquelle nous avons fait une partie de nos expériences, est dosée de manière que *deux injections par semaine* de la *seringue totale* de Barthélemy équivalent comme quantité pondérale de mercure à une demi-seringue de Barthélemy hebdomadaire d'huile grise à 40 p. 100 en volume.

Nous sommes persuadé de la supériorité en clientèle des injections bi-hebdomadaires. Les injections quotidiennes fatiguent le malade et l'ennuient; l'injection hebdomadaire, dans quelques circonstances, l'éloigne trop du médecin et peut lui donner une quiétude trop grande. L'injection bi-hebdomadaire permet de suivre de plus près son malade, de diminuer la concentration du liquide injecté, d'augmenter ou de diminuer la dose si nécessaire, et enfin elle est très facilement acceptable et acceptée par le malade, à qui elle ne cause pas un dérangement trop considérable.

L'huile de mercurate à 0 gr. 10 par centimètre cube étant une dose très faible, nous avons terminé nos expériences avec une huile plus concentrée à 0 gr. 16 par centimètre cube, ce qui représenterait 0 gr. 04 de Hg pour une injection hebdomadaire, ou 0 gr. 08 pour deux injections hebdomadaires d'une seringue de Barthélemy, et nous en avons obtenu de si bons résultats que c'est, en dernière analyse, à cette formule que nous donnons la préférence (1).

(1) Pour ceux qui voudraient contrôler nos expériences, il con-

Nous basons la technique et la posologie des injections de mercurate d'argent sur 28 observations, qui représentent en chiffres ronds 350 piqûres. Nous ne croyons pas utile de résumer même brièvement ces observations, disons seulement que nous n'avons pris que des cas où l'effet thérapeutique et curatif pouvait être apprécié sur des lésions visibles. Nous avons également recherché de préférence les formes graves de la syphilis, et c'est ainsi que dans nos observations nous comptons : 1° une syphilis varioliforme avec rupia tellement grave que nous avons même craint pendant 48 heures une issue fatale; 2° trois iritis graves ; 3° deux syphilis psoriasiformes ; 4° cinq syphilis papuleuses confluentes et généralisées. Les autres observations ont trait à des faits de syphilis banale, d'intensité moyenne. Dans un cas de sarcocèle syphilitique double et énorme, nous avons obtenu au bout de deux mois une diminution très appréciable, de 1/3 environ.

En matière de conclusion, nous préconisons l'emploi de l'huile au mercurate d'argent dosée à 0 gr. 16 de mercure métallique par centimètre cube. Il nous a paru que l'on obtenait des résultats thérapeutiques supérieurs ou égaux aux autres préparations mercurielles et cela avec une dose moindre d'hydrargyre. Il semble absolument évident que la présence de l'argent ou bien active l'action du mercure, ou bien y joint une action propre, bienfaisante, de telle sorte que la préparation est moins toxique, tout en étant plus active. Avec le mercurate d'argent, nous n'avons jamais observé d'intolérance ni d'accidents mercuriels. Sur vingt-huit observations, un seul malade s'est plaint, une seule fois, de fatigue générale, sans stomatite ni accident d'aucune sorte. Il est vrai que ce malade

viendra de préciser quelle formule au mercurate ils emploient, celle au 1/16, ou celle au 1/10.

avait eu 10 injections en l'espace de 12 jours, ce qui est une dose massive et très forte. Nous n'avons jamais observé de douleurs à la piqûre ou après, et jamais d'induration. C'est là un avantage très remarquable et qui conférera, nous pensons, le droit de cité, dans la pratique courante, au mercurate d'argent. Un autre avantage et non des moindres, à notre avis, est que le mercurate peut être utilisé à la fois comme sel soluble et comme sel insoluble. On peut sans crainte et sans danger faire des injections répétées, nécessaires dans un traitement intensif, et des injections éloignées, utiles pour un traitement continu et lent.

Traitement intensif. — En présence d'une syphilis violente et maligne, nous conseillons : 1° de faire chaque jour une injection de un quart de centimètre cube de la préparation, c'est-à-dire une seringue de Barthélemy pleine. On fait cinq injections seulement coup sur coup, puis on laisse reposer le malade pendant cinq jours, en l'observant attentivement.

Au bout de ces cinq jours de repos, on peut, selon la nécessité et selon l'apparence que prennent les lésions, recommencer une nouvelle série de 5 ou de 4 piqûres, suivie d'un nouveau repos de cinq jours.

Il est rare que l'on ait besoin d'en faire une troisième série. Au bout de ces 10 piqûres les manifestations spécifiques sont en voie d'effacement très rapide, si l'effacement n'est pas déjà complet.

Il suffit alors de faire deux injections par semaine, et cela pendant une quinzaine de jours, pour être tout à fait à l'abri des reprises de la maladie. Par la suite, il n'y a qu'à instituer le traitement chronique après un repos de deux mois environ.

En somme, dans cette méthode, on injecte :

5 doses HgAg, soit . . . . 0 gr. 20 de mercure
5 jours de repos.
5 doses de HgAg soit . . . 0 gr. 20 —

Donc 0 gr. 40 en quinze jours, puis :

4 doses en 15 jours, soit . . 0 gr. 16 de mercure

Nous avons par ce moyen, et rapidement, guéri en un laps de temps variant de quinze jours à trois semaines des formes graves de syphilis. Nous n'avons pas hésité à combattre l'iritis avec des injections de mercurate d'argent, et cela avec succès.

Traitement moyen. — Ce traitement s'applique aux formes d'intensité moyenne de la syphilis. Il consiste à injecter deux fois la semaine, pendant quinze jours, deux seringues de Barthélemy, soit une demi-seringue de Pravaz chaque fois, ou bien, de préférence, la première semaine 4 piqûres consécutives d'une seringue de Barthélemy, 3 la seconde semaine et 2 les deux semaines suivantes.

Traitement lent et atténué. — On fait pendant un mois deux piqûres hebdomadaires et le second mois une piqûre hebdomadaire.

Dans les formes moyennes de la syphilis, quatre piqûres mensuelles ,pendant quatre à six mois, peuvent suffire pour empêcher tout retour offensif et pour atténuer le virus. En résumé, le mercurate d'argent s'adapte à toutes les nécessités de la thérapeutique syphilitique, et on peut avec lui enregistrer le maximum de succès avec le minimum d'inconvénients.

Nous ajouterons que le mercurate d'argent, sous forme d'onguent analogue à l'onguent napolitain, peut s'employer de la même façon que ce dernier, en suivant les mêmes indications et la même technique, mais la teneur en mercure est plus faible, quatre fois moindre. Cependant, les résultats sont similaires, ce qui tient vraisemblablement à l'argent. Il suffit de prescrire onguent au mercurate d'argent *pour frictions*, car il n'est pas liquide.

En terminant, nous tenons à remercier vivement M. Lesure

de la complaisance qu'il a mise à favoriser nos essais, et à le féliciter de la stabilité et de l'excellence de l'huile au mercurate qu'il nous a préparée.

II. — L'IODE ET LES IODURES DANS LA SYPHILIS

Classiquement, la médication par l'iode ou les iodures est considérée comme indispensable dans la période secundo-tertiaire et tertiaire de la syphilis. Ceci nous conduit à faire, comme pour le mercure, l'exposé des principales méthodes d'administration, et nous verrons ensuite les indications qui peuvent présider à leur choix.

§ 1. — Iode métalloïde.

L'iode, à peine soluble dans l'eau, l'est dans l'alcool (1/10), le chloroforme, l'éther (1/20), la glycérine (1/53). Il est soluble également dans les huiles, la vaseline, la lanoline, les solutions d'iodures alcalins. Il se combine facilement avec le tannin.

Les incompatibilités existent avec les alcalis, les carbonates alcalins, les sels d'argent, de mercure, de plomb, les cyanures, l'eau de laurier-cerise, les alcaloïdes, la gomme, l'amidon.

Nombreux sont les modes d'administration de l'iode dans la syphilis. Tout d'abord par voie stomacale, on peut donner la teinture d'iode à la dose variable de 5 à 40 gouttes.

Rappelons que la goutte (étant donné que la teinture est au 1/10 et que 61 gouttes pèsent un gramme) contient 0,0010 d'iode.

On donne la teinture d'iode dans du lait ou du vin d'Espagne.

En potion, on peut employer les formules suivantes :

I.	Iode	0 gr. 20
	Iodure de potassium	0 50
	Rhum	40 grammes
	Eau	qspour 150 cmc.

Une cuillerée à soupe renfermant o gr. o2 d'iode.

II.	Iode	1 gr. 20
	Alcool à 90°	15 grammes
	Sirop de quinquina Q. S. pour 1 litre.	

Vingt grammes renferment à peu près o gr. o2 d'iode. Deux cuillerées à soupe par jour.

§ 2. — Composés albuminoïdes et peptoniques.

Les composés organiques de l'iode utilisables dans le traitement de la syphilis peuvent être rangés dans deux classes différentes.

1° Les composés albuminoïdes, peptoniques ou albuminiques que l'on qualifie du nom de composés à *iode dissimulé*.

2° Les composés gras qui contiennent l'iode à l'état de combinaison ou de solution dans les huiles diverses.

Peptonate d'iode. — On peut combiner l'iode avec la peptone de viande de bœuf, et on obtient, sous forme sèche, des paillettes, brun jaunâtre, brillantes, d'odeur et de saveur *sui generis* facilement hydratables et solubles dans l'eau ou l'alcool aqueux en toute proportion. On peut obtenir des solutions aqueuses qui n'abandonnent pas d'iode libre lorsqu'on les met en présence de dissolvants comme le chloroforme, l'éther, la benzine. Ces peptonates d'iode ne précipitent pas par l'alcool concentré, le ferrocyanure de potassium et l'acide acétique.

Les peptonates d'iode renferment environ 16 p. 100 d'iode.

10

On emploie en gouttes la dissolution aqueuse, ou dans de l'alcool aqueux.

On trouve dans le commerce des médicaments spécialisés sous le nom d'iodone ou d'iodalose et qui ne sont que des solutions de peptones iodées ou de peptonate d'iode. Les doses peuvent varier de 25 à 100 gouttes par jour.

Le dosage des solutions titrées paraît osciller autour de 0 gr. 05 d'iode par centimètre cube de dissolvant de telle sorte qu'on pourrait formuler :

Peptonate d'iode chimiquement pur	0 gr. 50
Eau distillée	9 grammes
Alcool absolu	1 —

Vingt-cinq gouttes deux fois par jour.

Bayard et Cerbelaud donnent les deux formules suivantes de peptone ou d'albumose iodée :

I. Peptone iodée extra.

Solution de peptone de viande à 50 p. 100	1.000 grammes
Iode métalloïde	50 —
Chloroforme pur.	25 —
Glycérine neutre à 30°	50 —
Essence de sassafras (à volonté) . .	V gouttes

II. Peptone iodée ordinaire.

Peptone de viande spongieuse. . .	50 grammes
Solution de peptone de viande à 25 p. 100	850 —
Iode métalloïde	50 —
Chloroforme pur	25 —
Glycérine neutre à 30°.	150 —
Caramel à P. E.	25 —
Essence de sassafras (à volonté) . .	V gouttes

La dose normale est de 10 à 50 gouttes par jour.

La bonne peptone iodée ne colore pas le chloroforme, même après agitation prolongée ; elle précipite par le réactif de Tanret elle est miscible à l'eau en toutes proportions, elle dialyse assez bien.

Iodomaïsine. — C'est une combinaison d'iode avec une albumine végétale pure extraite du maïs. Elle se dissout dans l'eau additionnée d'une certaine proportion d'iodure d'ammonium. La solution est titrée à environ 60 p. 100 d'iodomaïsine et se présente sous forme de liquide brun d'odeur *sui generis* qui pourrait être utilisé en injections hypodermiques. On peut administrer en gouttes ou de préférence en pilules de 0 gr. 10 (2 par jour).

Iodocaséïne. — C'est une poudre blanche renfermant à l'état de combinaison 8,7 p. 100 d'iode, elle est insoluble dans l'eau, soluble dans l'alcool, et les alcalis étendus. L'administrer en cachets de 0 gr. 10 à 0 gr. 50.

L'**iodoethylglycocolle** ou **iodoethylglycine**, combinaison de l'iode et de la glycine, renferme environ 55 p. 100 d'iode combinée. Ce sont de gros cristaux transparents, inodores, de saveur saline, très solubles dans l'eau, solubles également dans l'alcool, presque insolubles dans l'éther et qui, chauffés fortement, dégagent des vapeurs d'iode.

On peut l'administrer sous formes de gouttes en solution concentrée dans la glycérine et l'eau, chaque goutte contenant un centigramme de médicament. On pourrait donc ainsi formuler :

Iodoethylglycocolle.	1	gramme
Eau distillée	80	—
Glycérine	20	—

On donne en moyenne de 30 à 50 gouttes par jour en 2 fois aux repas dans un peu d'eau ou de boisson habituelle.

Dans le commerce, l'iodoethylglycine a été spécialisée sous le nom de protiode.

§ 3. — Combinaisons de l'iode et des corps gras.

IODIPINE.

C'est une préparation obtenue par fixation du chlorure d'iode, sur de l'huile de sésame. Elle se présente sous deux concentrations différentes ; l'une est un liquide clair qui contient 10 p. 100 d'iode, l'autre liquide brunâtre, épais et visqueux, d'odeur légèrement éthérée, contient 25 p. 100 d'iode. Ce dernier est difficilement utilisable en injections hypodermiques à cause de la difficulté qu'on éprouve à le faire pénétrer.

On peut administrer l'iodipine soit sous forme de gouttes en utilisant la solution concentrée, soit sous forme de capsules contenant 5 à 10 gouttes par capsule, soit sous forme de tablettes dosées à 0 gr. 20. Se rappeller pour la quantité à donner que 0 gr. 20 de la solution à 25 p. 100 correspondent à 0 gr. 05 d'iode. On peut prescrire de 10 à 20 grammes par jour de cette solution. Nombre d'auteurs préfèrent des doses moindres, 10 gouttes par jour, réservant les doses fortes à certains cas spéciaux.

La solution faible s'emploie surtout en injections dans la masse musculaire de la cuisse à la dose de 10 à 20 centimètres cubes tous les jours ou tous les deux jours. Ces injections sont indolores. Il nous paraît inutile d'atteindre des doses aussi élevées, si l'on n'a pas d'indication d'urgence, et l'injection quotidienne de 1 à 2 centimètres cubes est suffisante en bien des cas, à condition de la prolonger.

LIPIODOL

Le lipiodol (Lafay) est une huile iodée renfermant plus d'iode que l'huile allemande (54 centigrammes par centimètre cube) et ne contenant pas de chlore. C'est une huile visqueuse, peu colorée et presque inodore. Il semble que ce soit plutôt de l'acide iodhydrique combiné avec l'huile. On injecte un centimètre cube par jour. On peut l'associer au biiodure dans la formule suivante :

Biiodure d'Hg	0 gr. 06
Lipiodol	30 cmc.

HUILE IODÉE

L'huile iodée ordinaire se prépare de la façon suivante :

Huile d'olive lavée à l'alcool . . .	50 grammes
Iode métallique	0 gr. 25
Alcool	4 grammes

Porter à l'autoclave et décanter. Une à deux seringues de Pravaz par jour. Il est possible d'obtenir des huiles iodées à un titre plus élevé.

L'huile de sésame peut avec avantage être substituée à l'huile d'olive, car elle permet l'incorporation de plus d'iode métalloïde. On peut également employer le chloroforme au lieu de l'alcool comme moyen de fixation de l'iode sur l'huile.

Ce sont là néanmoins des préparations délicates et il est bon de formuler le titrage de l'iode métalloïde par centimètre cube, en laissant au pharmacien le soin de la préparation. Je conseille donc de formuler par exemple :

1° Huile de sésame iodée à 0 gr. 01 par centimètre cube

pour injections hypodermiques. En injecter de 1 à 4 centimètres cubes.

(A mettre en ampoules.) On injecte alors 1 ampoule par jour.

IODOSOL

On désigne commercialement sous ce nom, une solution à 60 p. 100 d'iode métalloïde dans de la vaseline fortement imprégnée d'oxygène et non oxydée, que l'on désigne sous le nom de vasogène et qui se présente sous forme d'une substance huileuse. Après avoir été oxygénés, les hydrocarbures de la vaseline acquièrent la propriété de s'émulsionner facilement de telle sorte qu'on peut par cet intermédiaire dissoudre divers médicaments insolubles dans l'eau. L'iodosol est un liquide brun, d'odeur forte et caractéristique, facilement injectable.

De 10 à 60 gouttes par jour dans un liquide quelconque.

IOTHION

C'est un éther de l'acide iodhydrique qui renferme environ 40 p. 100 d'iode. C'est de l'hydroxypropane diiodé.

Liquide jaunâtre, huileux, de densité élevée, soluble, en toutes proportions, dans l'alcool, l'éther, le chloroforme, assez dans la glycérine ou l'huile d'olive, très peu dans l'eau (1 p. 80). Il se décompose rapidement dans les solutions alcalines.

On peut l'employer en pommade :

Iothion	50
Lanoline	āā 25
Vaseline jaune.	

Cette pommade est peu irritante, mais il est bon de se méfier de la possibilité de dermatites.

En badigeonnages à l'état pur, on peut également l'employer. La dose est de 2 à 5 grammes par jour.

Il faut renoncer à son emploi par voix gastrique ou sous-cutanée.

Le thiosinnaminate d'iode a été préconisé ces temps derniers, nous en ignorons la valeur. C'est un combiné de thiosinnamine ou de fibrolysine et de teinture d'iode.

§ 4. — Combinés métalliques de l'iode.

Ils sont d'un usage très fréquent et nous aurons ainsi à étudier l'iodure de potassium, l'iodure de sodium, l'iodure de fer, l'iodure d'argent.

IODURE DE POTASSIUM

L'iodure de potassium s'obtient par l'action de l'iode sur la potasse. C'est un sel cristallisé, inaltérable à l'air sec, transparent quand il est pur. Il s'altère à la lumière et en présence de l'air humide; dissous, il ne se conserve qu'à l'abri du contact de l'air. Il se dissout dans moins de son poids d'eau, dans 18 parties d'alcool et 2 de glycérine. Il est absolument nécessaire que l'iodure de potassium utilisé en thérapeutique ne renferme pas d'iodate de potasse. Il est incompatible avec l'eau oxygénée, l'acide arsénieux, les sels de Pb, de Hg, de Ag, les acides, les iodures métalliques, le Cl et Br, le calomel, le sublimé, le chlorate de potasse, le permanganate de potasse, le sulfate de spartéine.

En thérapeutique, on l'administre soit à l'état solide, soit en solution ou potion.

A l'état solide, on peut formuler des dragées ainsi composées :

Iodure de potassium	0 gr. 25

pour une dragée, n° 25.

Pour le formulaire, de l'iodure de potassium, en potion ou en solution, et il est très étendu, il faut s'abstenir d'y adjoindre du sirop de Tolu (s'il est mal préparé) des tanins ou des hydrates de carbone (il y a à ce sujet des formules spéciales), des sels d'alcaloïdes (car la base est précipitée à l'état de dérivé iodé). Ne pas l'associer aux liquides renfermant des acides ou des sels à réaction acide (suc de fruits). Parmi les sucs végétaux frais, les sucs d'herbes du Codex entre autres, il convient de faire un distinguo : on peut additionner d'iodure, à n'importe quel moment, le suc des crucifères (cresson, chou rouge, roquette maritime) mais il y a incompatibilité avec les sucs de laitue, de chicorée, de pissenlit, si on ajoute l'iodure au suc immédiatement après son obtention.

Si l'on a soin de dissoudre l'iodure dans le suc filtré, ce qui demande une douzaine d'heures, on obtient alors une incorporation facile.

Nous allons maintenant relater un grand nombre de formules, car le médicament est tellement employé qu'il convient d'avoir à sa disposition plusieurs manières de s'en servir :

I.	Iodure de potassium	10 grammes
	Eau distillée	150 —

Une cuillerée à soupe renferme 1 gramme d'iodure, on l'administre avec du bouillon, du lait ou de la bière.

II.	Iodure de potassium.	2 gr. 50
	Eau distillée	30 grammes
	Sirop de sucre	40 —
	Curaçao blanc	80 —

Une cuillerée à bouche renferme 0 gr. 25 d'iodure.

III. Sirop d'iodure de potassium (Codex).

Contient 0 gr. 50 d'iodure.

IV.	Iodure de potassium	25 grammes
	Sirop de sucre	350 —
	Anisette	130 —

Une cuillerée à soupe renferme 1 gramme d'iodure.

V.	Iodure de potassium	5 grammes
	Vin de Lunel.	1/2 litre.

VI.	Iodure de potassium	10 grammes
	Sirop de salsepareille.	200 —

Une cuillerée à bouche renferme 1 gramme d'iodure.

VII.	Iodure de potassium	2 grammes
	Iode	1 —
	Eau distillée	20 —

De X à XX gouttes par jour.

VIII.	Iodure de potassium	4 grammes
	Infusion de saponaire	1/2 litre à 1 litre
	Sirop de sucre	Q. S.

Cette tisane est à prendre dans la journée.

IX.	Iodure de potassium pur.	10 grammes
	Potasse caustique	0 gr. 05
	Hyposulfite de soude.	0 05
	Sirop d'écorces d'oranges amères . .	145 grammes

Une cuillerée à soupe contient environ 1 gramme d'iodure pur.

X.	Iodure de potassium	70 grammes
	Potasse caustique	0 gr. 35
	Hyposulfite de soude	0 35
	Alcool à 90°	120 grammes
	Eau distillée	Q.S. pour 1 litre.

Une cuillerée à soupe contient environ 1 gramme d'iodure.

XI. Iodure de potassium . . . . . } ââ 5 grammes
Iodure de sodium . . . . . . }
Potasse caustique. . . . . . } ââ 0 gr. 05
Hyposulfite de soude . . . . . }
Rhum vieux . . . . 40 grammes
Eau distillée. . . . . 125 —

Une cuillerée à soupe contient environ 50 centigrammes de chacun des iodures et s'administre soit dans du lait, soit avec du sirop d'écorce d'oranges.

XII. Iodure de potassium . . . . . }
Teinture de Lobélie . . . . . } ââ 10 grammes
Teinture de polygala . . . . . }
Extrait d'opium . . . . 0 gr. 10
Eau . . . . 300 grammes

Une cuillerée à soupe contient 50 centigrammes d'iodure environ.

L'iodure de potassium peut être associé aux sels d'arsenic, à la liqueur de Fowler, à l'arseniate de soude, aux sels de fer :

Arséniate de soude.	0 gr. 10
Iodure de potassium.	10 grammes
Eau distillée	300 —

Une cuillerée à bouche contient un peu plus de 50 centigrammes.

Iodure de potassium.	20 grammes
Tartrate de potasse et de fer. . .	20 —
Eau distillée de cannelle	60 —
Sirop de sucre.	900 —

20 grammes contiennent 40 centigrammes d'iodure et de tartrate.

IODURE DE SODIUM

L'iodure de sodium est très déliquescent et très altérable à l'air. Il convient de remarquer qu'il peut être très différent d'action et de valeur, selon qu'il est cristallisé à une température supérieure à 40° ou à la température ambiante, car dans ce dernier cas, il est hydraté et il faut 1 gr. 20 environ pour avoir l'équivalent de 1 gramme du premier sel.

On l'emploie comme l'iodure de potassium, mais à doses plus élevées :

Iodure de sodium anhydre. . . .	20 grammes
Eau distillée	200 —
Rhum	20 —
Sirop d'écorces d'oranges amères.	80 —

De même que l'iodure de potassium, l'iodure de sodium peut se faire en granulé.

IODURE DE FER

Le protoiodure de fer est un sel extrêmement instable qui ne devrait être préparé qu'au moment du besoin. La pharmacie contemporaine a essayé de créer un iodure de fer inaltérable. Pour maintenir la stabilité, on s'oppose à l'oxydation de l'iodure de fer en utilisant les propriétés réductrices du sucre, de la gomme ou de la glycérine. On obtient une solution d'iodure de fer en faisant réagir l'iode sur la limaille de fer en présence d'eau distillée. Le sirop d'iodure de fer du Codex se formule ainsi :

Limaille de fer	0 gr. 20
Iode sublimé.	0 41
Eau distillée	Q. S.
Acide tartrique	0 gr. 10
Sirop simple.	97 50

20 grammes de ce sirop renferment 10 centigrammes d'iodure de fer. Conserver dans des bouteilles en verre non coloré exposées à la lumière.

Les pilules d'iodure ferreux ou pilules de Blancard ont pour formule :

Iode sublimé.	4 gr. 10
Limaille de fer pur	2 grammes
Eau distillée	6 —
Miel blanc	5 —
Poudre de guimauve.	ââ Q.S.
Poudre de réglisse.	

pour 100 pilules, chacune renfermant 5 centigrammes d'iodure ferreux. Enrober dans un vernis de sandaraque et de tolu pour éviter l'action de l'air.

On peut également formuler :

Solution d'iodure de fer au 1/3. .	20 grammes
Acide citrique	2 —
Alcoolat de Garus.	100 —
Alcool à 60°	150 —
Sucre vanillé au 1/20.	1 —
Sirop de sucre	500 —
Eau distillée	Q. S. pour 1 litre.

Une cuillerée à bouche de cet élixir renferme 10 centigrammes d'iodure de fer.

ou encore :

Iode métallique pur	5 grammes
Limaille de fer	2 gr. 50
Eau distillée de fleurs d'oranger .	15 grammes
Sirop de fleurs d'oranger	250 —
Acide citrique pulvérisé	0 gr. 25
Sirop de gomme du Codex. . . .	Q. S. pour 1 litre

Ce sirop se colore à la lumière.

ou :

Protoiodure de fer.	4 grammes
Sirop de salsepareille	500 —

2 à 6 cuillerées à bouche par jour.

On peut ajouter au sirop de salsepareille du sirop de gentiane.

On peut l'associer à l'iodure de mercure ou à l'iodure de potassium.

Protoiodure de fer	5 grammes
Protoiodure d'hydrargyre. . .	5 gr. 50
Extrait de gentiane	Q. S.

pour 100 pilules, 2 à 3 par jour.

Iodure de fer	5 grammes
Iodure de potassium.	0 gr. 50
Sirop de fleurs d'oranger . . .	50 grammes
Sirop de gomme	450 —

On peut remplacer le sirop de gomme par le sirop de gentiane ou de salsepareille.

IODURE D'ARGENT

C'est une poudre d'un jaune clair, insoluble dans l'eau et dans l'alcool. Il peut se dissoudre à peu près à parties égales dans une solution d'iodure de potassium, mais dès qu'on ajoute de l'eau, la solution devient impossible. L'iodure d'argent est donc inemployable, en potion, solution, ou en injections hypodermiques. Il n'y a que la forme pilulaire possible.

Iodure d'argent. . .	0 gr. 01 à 0 gr. 05
Iodure de potassium .	0 10
Mucilage de coings . } Poudre de gentiane . }	Q. S.

pour 1 pilule molle.

On peut donner de 5 à 15 centigrammes par jour.

§ 5. — Combinés métalloïdiques de l'iode.

Il n'en existe que deux employés en thérapeutique antisyphilitique, ce sont l'iodure d'ammonium et l'iodure d'arsenic.

IODURE D'AMMONIUM

C'est un corps blanc, cristallisé, déliquescent, soluble en toutes proportions dans l'eau ou l'alcool, insoluble dans l'éther. Il est peu stable et a une saveur désagréable. On peut l'employer en solution à la dose de 0,10 à 2 grammes *pro die*. Son usage est peu répandu.

IODURE D'ARSENIC

Ce corps présente un regain d'actualité depuis que l'arsenic a été prôné dans le traitement de la syphilis. De fait, c'est un bon médicament, mais seulement dans les périodes intercalaires.

C'est un triiodure qui se présente sous forme de cristaux rouges, solubles dans l'eau, l'alcool et l'éther. Il précipite les alcaloïdes.

Il fait partie de solution de *Donovan-Ferrari* qui eut ses heures de succès et qui en raison de sa composition même, est trop rejetée à l'heure actuelle :

Iodure d'arsenic.	0 gr. 20
Biiodure d'hydrargyre	0 40
Iodure de potassium.	4 grammes
Eau	125 —

On donne de 1 à 5 grammes ou moins.

Un gramme contient 0,0015 d'iodure d'arsenic et 0,003 de biiodure d'hydrargyre.

L'iodure d'arsenic peut s'employer en pilules :

Iodure d'arsenic	0 gr. 18
Extrait de cigüe	2 grammes

pour 30 pilules : de 1 à 3 par jour.

§ 6. — Composés organiques de l'iode.

Les composés huileux, peptoniques ou albumineux que nous avons étudiés précédemment sont tous des composés organiques, et nous ne devrions pas ouvrir ce chapitre ici, s'il n'y avait toute une classe de médicaments de première importance, et si fréquemment employés qu'ils nécessitent presque à eux seuls un chapitre à part : ce sont les combinés de l'iode avec le tannin, le quinquina, ou le raifort.

Ces combinaisons sont si fréquemment utilisées qu'il nous paraît utile de donner un certain nombre de bonnes formules.

I.	Iode métalloïde	2 grammes
	Tanin à l'alcool	4 —
	Eau distillée	360 —
	Sucre blanc	640 —
II.	Iode	2 grammes
	Alcool à 90°	30 —
	Sirop de ratanhia	250 —
	Sirop de sucre	718 —

Une cuillerée à soupe de ce sirop représente 0,04 d'iode.

III.	Teinture d'iode au 1/10	2 gr. 30
	Sirop antiscorbutique	àâ 30 grammes
	Sirop de quinquina	
	Vin de quinquina	140 —

IV.	Teinture d'iode au 1/10	10 grammes
	Tanin à l'éther	10 —
	Eau distillée.	20 —
	Sirop simple	Q. S. pour 1 litre

1 à 2 cuillerées à soupe.

V.	Teinture d'iode au 1/10	10 grammes
	Tanin à l'éther.	6 —
	Sirop de groseilles.	250 —
	Sirop simple.	750 —

VI.	Teinture d'iode au 1/10.	10 grammes
	Tanin à l'éther.	6 —
	Extrait mou de ratanhia.	8 —
	Sirop de groseilles.	250 —
	Sirop simple.	750 —

VII.	Teinture d'iode au 1/10	23 grammes
	Extrait mou de ratanhia.	30 —
	Eau distillée bouillante.	50 —
	Sirop simple.	1 litre

1 à 2 cuillerées à bouche par jour.

VIII.	Iode	2 grammes
	Alcool à 90°	39 —
	Extrait de feuilles de noyer . . .	25 —
	Sirop simple	945 —

20 grammes renferment 0,04 d'iode.

IX.	Solution d'iodure de fer au 1/3 . .	15 grammes
	Sirop de raifort composé	985 —

20 grammes contiennent 0,10 d'iodure de fer.

Les vins iodés ou iodotaniques se rapprochent de ces potions.

(1) Beaucoup de ces formules sont empruntées au formulaire des pharmaciens français ou au formulaire de MM. Bayard et Cerbelaud

α) *Vin iodé.*

Teinture d'iode au 1/10	10 grammes
Vin de Banyuls	1 litre

Ce vin contient le millième de son poids d'iode.

β) *Vin iodotanné.*

Thé vert	10	grammes
Eau bouillante	100	—
Iode.	2	—
Alcool à 90°.	24	—
Sucre	100	—
Vin de Malaga brun.	800	—

20 grammes renferment 5 centigrammes d'iode.

γ) Iode pur.	1 gr. 32
Iodure de sodium.	2 gr. »
Tanin pur	2 gr. 65
Eau distillée	20 gr. »
Sirop simple	60 gr. »
Vin de Banyuls .	Q. S. pour 1 litre

Une cuillerée à bouche renferme 2 centigrammes d'iode, 3 de NaI et 4 de tanin.

On peut également faire du vin au muscat, cela dépend des goûts.

III. — MÉDICATION ARSENICALE

On a vanté de nos jours les bons effets de l'arsenic dans le traitement de la syphilis, et bien qu'il ne doive pas, à notre avis, supplanter le mercure, il peut rendre de réels et très grands services; aussi, une étude de la médication arsenicale s'impose-t-elle.

ACIDE ARSÉNIEUX

Appelé aussi arsenic blanc, c'est un sel soluble dans l'eau froide (1 p. 80), la glycérine (1 p. 5), beaucoup moins dans l'alcool.

Les solutions sont faiblement acides. Il forme des arsénites de chaux, de magnésie et de fer qui sont insolubles, de telle sorte qu'il faut éviter de le mettre en présence d'eau de chaux ou de sels de magnésie ou de fer dissous, car il se formerait des précipités.

Il décompose le kermès.

On peut l'administrer en granules :

1° Granules d'acide arsénieux de 1 milligramme ;

2° Granules de dioscoride dosés à 1 milligramme contenant :

Acide arsénieux	0 gr. 10
Sucre de lait	4 grammes
Poudre de gomme	1 —
Mellite simple	Q. S.

Pour 100 granules.

3° Pilules asiatiques contenant :

Acide arsénieux	0 gr. 05
Poivre noir pulvérisé	0 gr. 50
Gomme arabique pulvérisée	
Eau	Q. S.

Pour 10 pilules contenant chacune 0 gr. 005 d'acide arsénieux.

En solution, sous forme de liqueur de Boudin :

Acide arsénieux	1 gramme
Eau distillée	1.000 —

Un gramme de cette solution contenant o gr. 001 d'acide arsénieux.

On a également employé l'acide arsénieux en injections hypodermiques :

Acide arsénieux	0 gr. 8
Acoïne.	0 gr. 12
Eau distillée.	40 grammes
Thymol	Q. S. pour stériliser

Faire bouillir pendant une demi-heure.

On injecte une division de la seringue de Pravaz et on augmente tous les trois jours d'une division, pour arriver à 8 divisions. Les injections sont faites tous les jours. Les douleurs sont minimes. Il faut s'abstenir de ce médicament chez les obèses et le réserver seulement comme traitement intercalaire de la syphilis.

ARSÉNIATE DE SOUDE

On l'obtient en chauffant au rouge un mélange de nitrate de soude et d'acide arsénieux. Il cristallise avec 7 molécules d'eau de cristallisation. Il n'est ni efflorescent, ni déliquescent, et a une réaction alcaline. Il renferme 36,85 p. 100 d'acide arsenique. Très soluble dans l'eau ou la glycérine, moins dans l'alcool. Il constitue la base de la liqueur de Pearson.

Arséniate de soude.	1 gramme
Eau distillée	600 —

Un gramme représente 20 gouttes et renferme o gr. 0016 d'arséniate de soude, ce qui fait que 12 gouttes représentent 1 milligramme.

La dose moyenne est de 2 milligrammes par jour.

On peut donner des granules de 1 milligramme (de 2 à 10 par jour).

L'arséniate de soude est à la base des pilules dites de Biett.

Arséniate de soude	0 gr. 005
Extrait de ciguë	0 05

par pilule, 1 à 2 par jour.

On peut remplacer l'extrait de ciguë par l'extrait de gentiane.

Il est possible de le donner en potion :

Arséniate de soude	0 gr. 10
Glycérine	40 grammes
Sirop de quinquina	} àâ 180 —
Sirop de gentiane	}

20 grammes représentent 5 milligrammes d'arséniate de soude.

On peut facilement adjoindre l'arséniate de soude aux gouttes amères de Beaumé :

Arséniate de soude	0 gr. 20
Gouttes amères de Beaumé	10 grammes

Cinq gouttes avant chaque repas.

ARSÉNIATE DE FER

On l'obtient par la décomposition et précipitation d'une solution d'arséniate de soude par une solution de sulfate ferreux. C'est une poudre blanche, amorphe, qui verdit au contact de l'air. Elle est insoluble dans l'eau, mais soluble dans les citrates et pyrophosphates alcalins. On peut l'employer en granules.

Granules d'arséniate de fer dosés à 5 milligrammes ou à 1 centigramme.

Yvon a préconisé la formule suivante :

Pyrophosphate de fer et de soude.	12 grammes
Arséniate de soude	0 gr. 12
Eau de fleur d'oranger	50 grammes
Alcool à 90°	50 —
Sirop simple	2.400 —

Deux à quatre cuillerées à bouche par jour.

On peut obtenir de l'arséniate de fer soluble. Pour obtenir 1 gramme, on prend :

Arséniate de soude cristallisé.	1 gr. 60
Sulfate ferreux pur cristallisé	1 gr. 40
Acide citrique	2 grammes
Eau distillée	45 —

Cinq grammes de cette solution renferment o gr. 10 d'arséniate ferreux. On peut préparer avec cette solution un sirop ainsi composé :

Arséniate de soude cristallisé	0 gr. 32
Sulfate ferreux pur	0 gr. 28
Acide citrique	0 gr. 40
Eau distillée.	10 grammes
Sirop de sucre.	990 —

Une cuillerée à café contient 1 milligramme d'arséniate de fer dissous.

ARSÉNITE DE POTASSE

Il existe plusieurs arsénites de potasse, mais qui sont déliquescents et de conservation impossible. Aussi, c'est toujours à des solutions que l'on a affaire, solutions titrées en acide. La liqueur de Fowler renferme deux arsénites, l'arsénite acide de potasse et le sel bipotassique ; elle contient le centième de son poids d'acide arsénieux. Un gramme représente XXIII gouttes et contient 1 centigramme d'acide arsénieux. En voici la formule exacte :

Acide arsénieux.	1 gramme
Carbonate de potasse pur	1 —
Eau distillée	Q. S.
Alcoolat de mélisse composé	3 —
Alcool à 90°	12 —

Le gramme fait XXXIV gouttes.

On donne en général de II à XXV gouttes par vingt-quatre heures, en moyenne X. La liqueur de Fowler peut s'administrer associée au tartrate ferrico-potassique :

Liqueur de Fowler	ââ 5 grammes
Tartrate ferrico-potassique . . .	

V gouttes avant chaque repas.

On peut la mettre en potion :

Liqueur de Fowler	5 grammes
Tartrate ferrico-potassique	10 —
Rhum.	ââ 50 grammes
Sirop d'écorces d'oranges amères	
Eau distillée	200 grammes

Une à 2 cuillerées à soupe par jour.

On peut l'associer à divers stimulants de l'estomac :

Liqueur de Fowler.	ââ 10 grammes
Teinture de noix vomique . . .	
— de gentiane	ââ 1 à 5 grammes
— de badiane	

X gouttes à chaque repas.

Ou bien la mettre dans un vin dépuratif :

Liqueur de Fowler.	5 grammes
Gouttes amères de Beaumé.	2 gr. 50
Vin de gentiane	ââ 250 grammes
— quinquina.	

Une cuillerée à soupe avant chaque repas.

La liqueur de Fowler se conserve assez mal et il pousse dedans une moisissure dénommée *Hygrococis arsenicus*.

L'arsénite de potasse a été employé en injections sous-cutanées, mais on l'a abandonné pour les cacodylates. Voici plusieurs formules :

I.	Liqueur de Fowler	1 gramme
	Eau distillée.	9 —

De 1 à 10 centimètres cubes.

II.	Acide arsénieux	0 gr. 10
	Carbonate de potasse	0 gr. 10
	Eau distillée	109 gr. 50
	Eau distillée de laurier-cerise . . .	0 gr. 30

De 1 à 10 centimètres cubes.

Ces injections sont douloureuses.

Ou encore :

III.	Liqueur de Fowler . .	50 centimètres cubes
	Glycérine neutre à 30° .	10 —
	Eau distillée	50 —

On injecte un demi à 1 centimètre cube.

ARSÉNIATE DE VANADIUM OU VANADARSINE

Depuis longtemps nous avions expérimenté l'oxyde de vanadium, dont notre ami le docteur Weber nous avait fait constater les heureux effets. D'après notre observation, le vanadium paraissait agir à la fois comme le phosphore et comme l'arsenic, plus comme le phosphore que comme l'arsenic. Nous pensions que, dans ces conditions, il serait excellent en thérapeutique d'allier le vanadium et l'arsenic, et nous avons prié notre ami M. Guillaumin de s'occuper de cette question. Il nous obtint ainsi un sel de vanadium, la vanadarsine ou arséniate hypervanadique dont nous parlerons plus loin, et qu'une expérience de six années en thérapeutique nous permet aujourd'hui de recommander en toute confiance.

Mais, avant d'en parler, nous croyons utile de rappeler en quelques mots l'évolution thérapeutique du vanadium.

Après quelques essais de MM. Witz, Osmond et Rousseau qui tentèrent d'étudier l'action physiologique du vanadium, M. Hélouis (1) déposait, en novembre 1896, à la Société d'encouragement pour l'industrie nationale un pli cacheté dans lequel, se basant sur les propriétés bien connues du vanadium d'oxyder l'aniline en présence de chlorates alcalins, il émettait l'idée que les propriétés oxydantes des composés vanadiés pourraient tout aussi bien se manifester sur d'autres bases que l'aniline, telles que les ptomaïnes et les toxines, les détruire, ou tout au moins les annihiler et empêcher leurs effets de se manifester.

Les expériences auxquelles il se livra confirmèrent ses prévisions.

Il employait une solution d'un sel vanadique uni à une substance peroxygénée, qui était vraisemblablement, comme le croit M. Quirin, du chlorate de sodium.

« Cette solution fut introduite dans des tubes contenant des cultures de bacilles tuberculeux, et le produit de ces tubes ayant été inoculé à des cobayes ne produisit aucun accident de nature à faire supposer qu'il existait encore des bacilles virulents.

« Après avoir essayé la même solution chez les animaux malades, puis chez l'homme, il démontra en particulier dans les cas d'anémie et de chlorose, que l'absorption de composés vanadiés avait pour résultat le retour de l'appétit, le relève-

(1) HÉLOUIS, *Congrès pour l'étude de la tuberculose*, 1898.

ment de l'état général et une augmentation sensible du poids de l'individu. »

MM. Hallion et Laran (1) étudièrent, à la même époque, le même sujet ; ils employaient des solutions d'acide vanadique et procédaient par injection directe dans les veines et par ingestion au moyen du tube Faucher.

Avec des doses très faibles, les résultats qu'ils obtinrent confirmèrent ceux auxquels était arrivé M. Hélouis. Chez l'homme malade, l'administration du vanadium eut pour effet immédiat une forte augmentation de l'appétit suivie du relèvement du poids et des forces.

MM. Lyonnet, Martz et Martin (2) se sont livrés aux mêmes essais en employant des solutions aqueuses de métavanadate de soude. Presque tous les malades, y compris les tuberculeux avancés, ont manifesté un accroissement notable de l'appétit et des forces ; l'urée et le coefficient d'oxydation azotée sont augmentés, l'acide urique est diminué. L'introduction du vanadium dans l'organisme favoriserait l'activité des combustions.

Ces résultats ont été confirmés par les expériences de MM. Anceau (3) et Berthail (4).

La dose toxique est de 5 à 12 milligrammes de vanadium par kilogramme de matière vivante.

Telles étaient les notions que l'on avait sur les sels de vanadium en général, lorsque nous avons prié M. Guillaumin de vouloir bien essayer des combinaisons du vanadium et de l'arsenic.

Il remarqua d'abord que cette possibilité de combinaison

(1) Hallion et Laran, *Presse médicale*, 2e semestre, 1899, p. 34.

(2) Lyonnet, Martz et Martin, *Lyon médical*, t. XC, 1899.

(3) Anceau, *Valeur thérapeutique du vanadium chez les tuberculeux* (Thèse de Paris, 1899).

(4) Berthail, *Résultats thérapeutiques de l'emploi des sels de vanadium.*

existe et qu'on peut obtenir des arséniates chimiquement purs et définis, mais ces combinaisons peuvent être assez nombreuses, plus ou moins stables, et ce n'est qu'après quelques tâtonnements qu'on arriva au sel chimiquement pur qu'est la vanadarsine. Ce sel, qui paraît le mieux convenir aux usages thérapeutiques, tant à cause de sa solubilité que de sa stabilité, est l'arséniate hypervanadique, qui se présente sous forme de cristaux jaune citron. La solubilité de ce sel dans l'eau est de 5,8 p. 100. Cet arséniate de vanadium donne des solutions d'une belle couleur orangé brun, se conservant bien, de saveur à peu près nulle à la dose de 1 p. 100. Si on chauffe, la coloration jaune vire au rouge orangé.

Depuis six ans, nous avons très fréquemment employé ce médicament, et toujours avec grand succès. La seule forme où on puisse l'employer est en soluté concentré sous forme de gouttes ou en potion. A cause de ses propriétés oxydantes très énergiques, il est bon de se borner habituellement à employer des solutions dans l'eau distillée. Nous avons fait tous nos essais avec la solution suivante :

Solution titrée de vanadarsine au centième. . . . . 10 grammes

Nous donnons de 5 à 10 gouttes avant chacun des deux principaux repas, pendant quinze jours consécutifs. On peut dépasser ces doses, aller jusqu'à 20 ou 30 gouttes, mais il faut surveiller son malade.

Nous préférons les doses progressivement croissantes et décroissantes, soit par exemple pendant une semaine :

Lundi . .	X	gout. soit	5	avant chaque repas	(dose minima).
Mardi . .	XII	—	6	—	—
Mercredi .	XIV	—	7	—	—
Jeudi . .	XVI	—	8	—	—
Vendredi.	XIV	—	7	—	—
Samedi .	XII	—	6	—	—
Dimanche	X	—	5	—	—

et on recommence la semaine suivante. La dose minima est de V gouttes, mais on peut la porter à VIII. Au bout de quinze jours, il est absolument nécessaire de laisser le malade au repos.

Sous l'influence de la vanadarsine, nous avons presque toujours observé une augmentation de l'appétit, avec, parfois, sensation de salive sucrée dans la bouche, une augmentation du poids, un état général meilleur, la diminution de la fièvre, un meilleur teint et, parfois, une excitation des fonctions génésiques. C'est un stimulant général de premier ordre, sans aucune action néfaste sur l'estomac ou l'intestin. Au contraire, il y a activation des digestions, et souvent régularisation des selles.

On peut formuler des granules dosés au milligramme, mais cette préparation est plus infidèle et moins certaine que les gouttes.

M. Guillaumin nous a préparé des pilules argentées qui réussissent bien, mais qui ont l'inconvénient de dégager très rapidement une odeur très vive de cacodyle. Nous conseillons donc d'en rester aux gouttes ou aux potions, dont voici deux formules :

I. Vanadarsine	. . . .	0 gr. 15
Sirop de menthe	. . . .	30 grammes
Eau distillée	. . . . Q. S. p.	150 —

Deux cuillerées à café par jour.

II. Arséniate de vanadium	. . . .	0 gr. 10
Sirop de fleurs d'oranger	. . . .	300 grammes

Deux cuillerées à soupe par jour.

Nous avons essayé la vanadarsine en injections sous-cutanées, le résultat est excellent, mais ces injections sont douloureuses, et nous avons dû y renoncer, d'autant qu'il est impossible de les rendre analgésiques par l'adjonction de gaïacol par exemple, car les propriétés oxydantes de la vanadarsine s'y opposent.

Nous avons parlé longtemps de ce médicament qui nous a toujours donné des résultats satisfaisants. Son emploi dans la thérapeutique syphilitique est limité, c'est un bon reconstituant dans les périodes transitoires, et un bon stimulant dans les phases de dépression morale et physique que traversent souvent les syphilitiques, mais il a son indication dans tous les cas où la médication arsenicale est de mise, par exemple dans la prétuberculose, et même à toutes les phases de la tuberculose, quelle que soit sa localisation. Les formes hyperpyrétiques sont seules une contre-indication. Nous l'avons employé avec succès dans la chorée des enfants, dans les états anémiques, chlorotiques et dyspeptiques des jeunes filles, chez les déprimés ou débilités nerveux, chez les surmenés. Il est indiqué également dans le paludisme chronique et dans les leucémies.

La solution aqueuse de vanadarsine ne s'altère jamais, et nous n'y avons jamais trouvé de précipités ou de germes comme l'*Hygrococis arsenicus*. Nous avons fait des expériences chez les animaux, c'est un corps toxique et très actif, et son action toxique se rapproche de celle du phosphore. Il y a, chez les cobayes, une dégénérescence aiguë graisseuse du foie et du rein. Le cœur, après la mort, est en diastole, et on peut trouver des suffusions sanguines sous-pleurales. Dans nos observations, les capsules surrénales étaient grosses et hémorragiques.

Nous nous sommes appesanti sur ce sel, qui, nous pensons, obtiendra une place honorable dans la thérapeutique, et nous adressons à nouveau nos remerciements à notre ami, M. Guillaumin, de la complaisance qu'il a mise pour effectuer des recherches chimiques longues, ardues et difficiles.

ATOXYL

L'atoxyl, sel organique de l'arsenic, nouveau venu dans la thérapeutique, a déjà été l'objet de si nombreuses publications que nous devons un peu nous étendre à son sujet.

C'est un sel de soude de l'acide paraamidophénylarsenique obtenu en chauffant de l'arséniate d'aniline et en dissolvant dans des alcalis caustiques ou des carbonates alcalins.

L'atoxyl ou arsénanilide est une substance incolore et inodore, d'une saveur fraîche, légèrement saline. Il se décompose peu à peu à la chaleur et prend une coloration brunâtre. Il est soluble dans 5 parties d'eau environ, mais difficilement soluble dans l'alcool, qui le précipite de ses solutions aqueuses.

Si on ajoute à une solution aqueuse d'atoxyl des acides étendus, il se dépose en flocons blancs, qui se redissolvent très facilement dans un excès de solution d'atoxyl.

L'atoxyl est très sensible à l'action de la lumière et de la chaleur, aussi il est impossible de stériliser ses solutions, et il faut les conserver dans des flacons opaques. Même à la longue, des ampoules mises dans une boîte fermée finissent par présenter de nombreux précipités. Il en résulte donc qu'il faut le conserver sous forme de poudre et qu'il convient de préparer extemporanément les solutions à injecter avec de l'eau bouillie et de refroidir à 30°.

Les auteurs qui se sont occupés de l'atoxyl prétendent qu'il est 40 fois moins toxique que la liqueur de Fowler et que, lorsqu'on observe des phénomènes toxiques, ils sont imputables non à l'élément aniline, mais à l'élément arsenic. Les accidents les plus graves qu'il produit sont des amauroses et des œdèmes de la peau.

L'atoxyl peut s'employer en pilules, tablettes, paquets ou injections hypodermiques. En voici la posologie :

Atoxyl.	0 gr. 05
Masse de Blaud	0 35

par pilule (1 à 4 par jour).

Atoxyl.	0 gr. 05
Lécithine pure.	0 05
Poudre de réglisse	Q. S.

par pilule (1 à 4 par jour).

Atoxyl.	0 gr. 01
Chlorhydrate de quinine	0 05
Masse pilulaire de Blaud	0 30
Nitrate de strychnine	0 001

par pilule (1 à 3 par jour).

En paquets :

Atoxyl.	0 gr. 05
Lactate ou oxalate de fer	0 30

pour un paquet (1 à 4 par jour).

En tablettes comprimées :

Atoxyl.	0 gr. 05
Sucre de lait	0 20

pour un comprimé (1 à 4 par jour).

Les solutions pour injections hypodermiques profondes peuvent avoir une concentration variable et être additionnées ou non de 1 centigramme de stovaïne par centimètre cube.

Atoxyl. . .	0 gr. 05, 0 gr. 15, 0 gr. 20 ou 1 gr.
Eau distillée.	1 centimètre cube.

Dans la syphilis, l'atoxyl a été préconisé en injections intramusculaires. M. Salmon préconise d'injecter tous les deux jours 0 gr. 50 d'atoxyl en solution à 10 ou 15 p. 100 et de continuer ce traitement pendant deux à trois semaines.

Il me paraît plus sage de ne faire qu'une ou deux injections par semaine.

Cette dose de o gr. 50, comme dose thérapeutique nécessaire et suffisante, serait, d'après cet auteur, une dose non toxique. Elle semble constituer un maximum, qu'il est inutile et même dangereux de dépasser. Nous ne pouvons nous porter garant de son innocuité, en raison de notre peu d'observations personnelles.

DÉRIVÉ ACÉTYLÉ DE L'ATOXYL

La toxicité assez grande de l'atoxyl a déterminé quelques médecins à chercher un composé arsenical organique s'en rapprochant, mais de maniement plus facile et de toxicité moindre. Browning et Salmon se sont adressés au sel sodique de l'acide acétyl-paramido-phénylarsénique, qui est soluble et stérilisable à 100° sans décomposition. Les doses employées ont été de o gr. 50 à 1 gramme, mais, même avec les doses faibles, on a observé des phénomènes d'arsenicisme. On injecte des doses de o gr. 50 à intervalles variables de 2 à 4 jours. Il suffirait, disent les partisans du dérivé acétylé, de 4 injections pour guérir les manifestations d'une syphilis en évolution ; nous ne pouvons nous porter garant de cette affirmation, n'ayant pas l'expérience du médicament. Toujours est-il que les promoteurs eux-mêmes de la méthode reconnaissent l'insuffisance de l'acétylatoxyl contre les formes graves de la syphilis, son impuissance à éviter les rechutes.

Les phénomènes d'arsenicisme : Coliques violentes, vomissements, courbature, accidents oculaires paraissent moins fréquents qu'avec l'atoxyl, mais ont été néanmoins observés.

A notre avis, il convient de faire des réserves sur la valeur et l'innocuité de ce médicament.

CACODYLATE DE SOUDE

C'est le sel sodique de l'acide diméthylarsénique. Il forme des cristaux déliquescents, très solubles dans l'eau ou l'alcool; suivant les conditions de leur cristallisation, ils renferment des proportions d'eau variable. Il dialyse et est facilement absorbé. La toxicité en est très faible.

On peut l'employer :

α) En gouttes, qui doivent être stérilisées pour éviter le développement des moisissures :

Cacodylate de soude	4 grammes
Excipient liquide.	Q. S.

pour 100 centimètres cubes.

Stériliser.

V gouttes contiennent 0 gr. 01 de cacodylate de soude.

β) En pilules molles :

Cacodylate de soude.	1 gramme
Excipient	Q. S.

pour 100 pilules au gluten.

Chaque pilule renferme 0 gr. 01.

γ) En potion selon la formule de Danlos :

Cacodylate de soude	2 gr. 56
Rhum.	ââ 30 grammes
Sirop de sucre	ââ 30 grammes
Eau distillée	60 —
Essence de menthe.	I à II gouttes

Une cuillerée à café renferme 0 gr. 10.

δ) En injections hypodermiques d'après les formules suivantes :

Acide cacodylique pur . . .	5 grammes
Soude caustique	Q. S. (pour neutraliser)
Chlorhydrate de cocaïne . .	0 gr. 08
Créosote.	V gouttes
Alcool.	18 grammes
Eau distillée	Q. S.

pour 100 centimètres cubes (Gautier).

Ou bien :

Cacodylate de soude.	6 gr. 40
Acide phénique	X gouttes
Eau distillée	100 cmc.

Ou encore :

Cacodylate de soude.	5 grammes
Chlorhydrate de morphine	0 gr. 25
Chlorhydrate de cocaïne	0 10
Chlorure de sodium	0 20
Eau distillée.	Q. S.

pour 100 centimètres cubes.

Les meilleures solutions sont neutres et dosées à 0 gr. 05 par centimètre cube. Il est préférable, au lieu d'employer le sel cristallisé, de saturer l'acide cacodylique pur avec une solution titrée de soude caustique dont le titrage a été préalablement déterminé en présence de la phtaléine du phénol. On prend alors :

Acide cacodylique	4 gr. 30
Solution de soude titrée	Q. S.
Eau distillée	Q. S.

pour 100 centimètres cubes.

Quand la dissolution est complète, le liquide est filtré, réparti en ampoules stérilisées à l'autoclave.

En lavements, on a employé le cacodylate de soude.

Cacodylate de soude. . .	0 gr. 25 à 0 gr. 50
Eau distillée	250 grammes

Chaque injection rectale de 5 centimètres cubes contient, dans les premiers cas, o gr. oo5, et dans le second o gr. o1 de cacodylate.

L'administration du cacodylate de soude est souvent suivie d'une odeur alliacée tenace et désagréable de l'haleine, de la sueur et de l'urine. On peut observer des coliques légères, un peu de diarrhée et des traces d'albumine dans l'urine. Les doses sont les suivantes, de o gr. o5 à o gr. 15 par jour pour les adultes.

MÉTHYLARSINATE DE SOUDE (Arrhénal)

C'est le sel de soude de l'acide méthylarsénique. Il cristallise hydraté en longues aiguilles incolores, très fines, extrêmement solubles dans l'eau ; l'alcool le précipite de ses dissolutions aqueuses. On peut l'administrer :

1° En gouttes concentrées :

Méthylarsinate disodique . . .	4 grammes
Excipient liquide	100 cmc.

V gouttes contiennent o gr. o1 de méthylarsinate.

2° En pilules :

Méthylarsinate de soude. . . .	1 gramme
Excipient	Q. S.

pour 100 pilules glutineuses, chaque pilule contenant o gr. o1.

3° En injections :

Méthylarsinate de soude. . . .	5 grammes
Eau distillée	Q. S.

pour 100 centimètres cubes.

En ampoules de 1 centimètre cube.

La dose moyenne est de o gr. o5 par jour.

CHAPITRE X

DIRECTION DU TRAITEMENT CHEZ UN SYPHILITIQUE

Le syphilitique ne peut, ni ne doit se soigner seul. C'est là une ligne de conduite dont il ne devrait pas se départir, car le traitement de la syphilis n'est pas un, il ne se résout pas par une formule mathématique; il faut considérer : le choix des médications, l'opportunité de ces médications, le dosage des remèdes, l'intensité du traitement à employer, la durée de surveillance. Ce sont là autant de points particuliers qui doivent être médités par le malade et résolus par le médecin. C'est en effet de par l'observation de la maladie seulement que l'on peut arriver à trouver la ligne de conduite la meilleur pour chaque cas déterminé.

Nous reportant à ce que nous avons dit précédemment, nous disons que le traitement doit être rapide et en même temps intensif quand il y a des manifestations visibles ou dangereuses de la maladie, c'est-à-dire dans ce que nous avons dénommé le traitement initial d'urgence et le traitement électif intérimaire. Dans ces conditions, il nous paraît de toute nécessité d'avoir recours soit aux frictions, soit aux injections de sels solubles. Nous donnons dans ce cas la préférence au cyanure, à l'oxycyanure, au biiodure, et nous avons démontré que le mercurate d'argent pouvait être utilisé comme sel soluble, en faisant 5 ou 6 injections de suite. La forme que présente la maladie peut influencer le choix du sel à employer ou la façon de l'administrer. C'est ainsi que, dans l'iritis, on se trouve très bien de l'emploi de l'oxycyanure ou du cyanure en injections intra-veineuses, du mercurate d'argent en injections quotidiennes. Le biiodure trouve des indications plus précises dans les complications nerveuses, le sublimé dans les néphrites syphilitiques, alors que, dans ce cas, les sels insolubles, les frictions, le biiodure sont contre-indiqués. De même, dans les cas de néphrite, s'il y a œdème, il faut rejeter absolument toute médication hypodermique ou diadermique et n'utiliser que la voie stomacale. Enfin, il peut arriver que les médications par voie stomacale sont seules efficaces et que les pilules de protoiodure qui doivent céder le pas à des moyens plus rapides et plus violents lorsqu'il s'agit d'aller vite, que ces pilules, disons-nous, se montrent seules réellement efficaces. Il y a non seulement le médicament, il y a la manière de l'employer ; il y a aussi l'observation attentive et raisonnée du malade qui doit être l'objet de tous les soins du médecin et lui dicter sa ligne de conduite. On comprendra pourquoi nous avons appliqué à ce traitement de la syphilis les trois qualificatifs : c'est un traitement d'urgence occasionnel, c'est un traitement dont la durée est limitée, c'est un traitement électif.

Mais lorsque le malade n'a aucune lésion, aucun trouble appréciable, il ne doit pas oublier qu'il est nécessaire de suivre un traitement d'atténuation du virus syphilitique. Or, plusieurs principes doivent guider la direction de ce traitement.

1° Il ne faut pas tenir compte, pour le diriger, du traitement occasionnel, celui-ci reste en dehors de la question, il est destiné à combattre momentanément un accident de la maladie, mais il ne tue pas la maladie, il ne représente qu'un combat isolé au cours d'une lutte suivie. La lutte : c'est le traitement lent d'atténuation du virus.

2° Il convient d'atténuer le virus avec le minimum de médications, et de savoir en retirer les meilleurs effets.

3° Le traitement d'atténuation doit varier d'intensité avec l'intensité de la maladie, c'est-à-dire qu'il est impossible de le réglementer d'après des formules rigides et péremptoires. Tel malade aura besoin d'un traitement plus prolongé, tel autre d'un traitement plus continu, tel autre d'une dose plus forte, tel autre enfin d'une fréquence plus grande de l'administration du médicament. Nous nous expliquons : aux formes graves et rebelles, la durée classique de 4 ans de traitement est insuffisante, il faut continuer plus longtemps la médication, c'est-à-dire ne pas hésiter à la poursuivre pendant 5 à 6 ans. C'est alors qu'il convient d'agir avec tact et prudence pour résoudre le problème d'éteindre la maladie, sans nuire au malade par le traitement. Il faut essayer d'y parvenir avec de faibles doses, et graduer celles-ci selon la nécessité. De même, la maladie peut très bien être atténuée avec des doses extrêmement faibles, mais qui doivent être continuées sans longues périodes de rémission, tandis que, dans d'autres cas, la rémission, le repos trop long dans le traitement peuvent laisser se produire des rechutes ou des reprises, et nous pensons qu'une reprise de la maladie, une manifestation sous quelque apparence qu'elle se produise, est chose grave et dont il faut tenir grand compte, car c'est le recul du traitement. Elle signifie, en effet, que l'agent pathogène a pu coloniser, s'est développé, a repris de la virulence, et le fait de cette récupération de virulence annihile entièrement tout traitement antérieur. L'atténuation n'existe qu'autant qu'elle s'oppose à toute recrudescence, à toute manifestation de reprise de la maladie, autrement c'est un leurre. Si un malade a suivi ses 3 ou 4 années de traitement classique, on peut se déclarer satisfait et cela est fort bien si pendant ces 4 ans d'atténuation, on n'a jamais observé aucune lésion, aucun trouble notoirement imputable à la syphilis; mais s'il s'en est produit, on n'a qu'une sécurité trompeuse, et à notre avis le traitement d'atténuation, pour être valable et certain, ne doit compter qu'à partir de la dernière efflorescence de la maladie.

Dans ces conditions, voici comment, d'une façon générale, il nous semble opportun de comprendre la thérapeutique de la syphilis. Après un accident syphilitique, telle une éruption secondaire, traitée énergiquement et guérie, il convient de laisser le malade se reposer pendant environ 1 mois ; puis on instituera la médication systématique. S'il s'agit d'un chancre typique et indiscutable comme diagnostic, il est inutile de laisser se produire les accidents secondaires, et bien qu'il soit illusoire d'essayer une action thérapeutique efficace sur ce chancre, on peut et doit éviter les accidents secondaires, tels que la roséole, les papules, l'alopécie, plaques muqueuses, par un traitement énergique de 1 mois et demi à 2 mois, conduit exactement comme s'il s'agissait de guérir une manifestation réellement existante, alors qu'en réalité on ne cherche qu'à la prévenir. De toute façon, c'est le même mode de traitement qui est mis en action.

Après cette thérapeutique aiguë, et repos de 1 mois, on reprendra le traitement classique. Dans ces conditions, les sels insolubles, tels l'huile grise, ou l'huile au mercurate d'argent, nous paraissent le traitement de choix, car c'est un traitement peu compliqué et qui présente de grands avantages. On peut graduer la dose de mercure injectée, et on peut facilement espacer ou rapprocher les piqûres. Pour l'huile grise, on fera une série de 8 piqûres d'une demi-seringue de Barthélemy, c'est-à-dire de 0 gr. 06 de mercure métallique, répétée toutes les semaines, tous les 10 jours ou tous les 15 jours ; ce qui, selon les circonstances, fait un traitement de 2 mois et demi à 4 mois. C'est au médecin à juger, d'après l'évolution de la maladie, ce qu'il devra faire. Si l'on emploie l'huile au mercurate d'argent, on peut, selon la nécessité, injecter deux seringues de Barthélemy par semaine, ou une seule, ou une tous les 15 jours, et, dans ce dernier cas, on peut continuer pendant toute l'année, sans aucune fatigue pour le malade. Les indications et le *modus faciendi* sont variables, cela se conçoit et c'est au médecin à discerner ce qui peut être le plus profitable à son client. Les injections de sels solubles sont moins indiquées pour ce traitement chronique, car, si leur action est intensive, elle n'est que momentanée, et elles ne peuvent être longtemps continuées. Il est souvent bon d'avoir recours à la voie stomacale, par l'emploi des pilules que l'on dose, que l'on gradue, que l'on espace à volonté. Néanmoins, comme rien ne vaut l'observation clinique et que les syphiligraphes les plus réputés ont obtenu des résultats excellents avec toutes formes de médications : frictions, solutions, pilules, cela prouve que n'importe quelle médication judicieusement employée est bonne, qu'elle ne vaut que par le médecin qui l'emploie et qu'ici, comme en thérapeutique générale, l'éclectisme et l'opportunisme donnent de précieux résultats.

Ces quelques considérations générales étant énoncées, dans l'ensemble, le traitement tel qu'il a été préconisé par M. le professeur Fournier est ce qu'il y a de mieux et suffit dans les cas moyens. Les règles posées par M. Fournier sont les suivantes :

Dans la première année : 6 cures de mercure de 1 mois.

Dans la seconde année : 4 cures de mercure de 1 mois.

Dans la troisième année : 2 ou 3 cures de mercure de 1 mois et 3 ou 4 d'iodure de 1 mois.

Dans la quatrième année : 3 cures d'iodure et 2 de mercure.

Dans la cinquième année : 2 cures d'iodure.

Cette façon de comprendre le traitement peut s'accommoder parfaitement avec ce que nous avons dit précédemment, car, en somme, M. Fournier ne pose que des règles quantitatives, tandis que nous avons envisagé plutôt l'art de conduire une cure.

Les deux seuls addenda que nous serions tentés d'ajouter à la règle de M. Fournier sont les suivants :

1° Nous sommes d'avis, la cinquième année, de faire néanmoins une cure légère de mercure, 6 piqûres d'huile grise en tout ou 12 piqûres de mercurate d'argent (une par mois d'une seringue de Barthélemy). D'autre part, nous serions également d'avis de renouveler une série semblable vers la dixième année de la syphilis, car l'observation nous montre que les complications vasculaires graves, telles *l'angor pectoris*, les anévrysmes aortiques, les aortites, ont souvent leur début de 10 à 15 ans après la syphilis. Ce serait du reste là aussi une mesure de prudence vis-à-vis des complications nerveuses comme le tabes et la paralysie générale ;

2° Dans le cours d'un traitement continu, si le malade veut se marier, il est bon de forcer un peu la dose du traitement, ou, si le traitement régulier a été terminé et que le mariage ait lieu 2 ou 3 ans après, il est bon de faire une petite cure préventive et prophylactique. Nous répétons que pour tous ces traitements, point n'est besoin d'employer des doses violentes ; avec les doses faibles bien administrées, on peut conduire à bien une cure, sans danger d'accidents dus à la médication elle-même.

Nous avons fait l'exposé de la médication mercurielle et iodée, les praticiens pourront y trouver de nombreuses formules et se laisser aller à leurs préférences. Si nous avons ajouté la médication arsenicale, c'est pour deux raisons, d'abord parce qu'on a remarqué qu'elle pouvait avoir une influence sur la syphilis et que, par conséquent, elle peut être employée là où le mercure est absolument contr'indiqué ; en second lieu, et c'est là surtout qu'elle trouve un emploi judicieux et rationnel, chez les malades affaiblis, amaigris, démoralisés, chez lesquels la cure mercurielle est trop fatigante, l'indication de la médication arsenicale se fait sentir. En résumé, si, comme nous l'exposons plus loin, l'arsenic ne doit pas suppléer le mercure dans le traitement de la syphilis, il peut lui être adjoint. Il peut, dans une certaine mesure, assez restreinte du reste, permettre de diminuer une cure mercurielle si celle-ci est mal supportée, ou remplacer l'iode et les iodures quand ceux-ci sont cause d'intolérance irrémédiable.

CHAPITRE XI

TRAITEMENT LOCAL DE LA SYPHILIS

A toutes les périodes de la syphilis, il peut exister telles ou telles manifestations qui nécessitent un traitement local.

Tout d'abord, à la période initiale : le chancre. Le chancre syphilitique typique que M. Fournier définit : une petite lésion, plutôt érosive qu'ulcéreuse, mince et sans bords, à fond lisse, égal, uni, de coloration grisâtre ou rouge « chair musculaire, » sécrétant de la sérosité louche, reposant sur une assise résistante, indurée, indolore, aphlegmasique et accompagnée d'adénopathie caractéristique ; ce chancre n'a besoin d'aucun pansement, il guérit seul sans traitement.

Il suffit de soins de propreté, de lavages légers, matin et soir, avec une solution tiède au millième d'oxycyanure d'hydrargyre. Pour la journée, on le saupoudre de poudre de dermatol ou d'aristol soit pure, soit mélangée à de l'oxyde de zinc ou du talc. Voici des exemples de poudre à employer :

I. Poudre d'aristol	1 gramme
— d'oxyde de zinc. . . . . . }	4 —
— talc . . . . }	
Essence de lavande.	II gouttes

Ou :

II. Poudre de lycopode . . . . 2 grammes
Hermophenyl . . . . 1 —
Poudre de quinquina . . . . 3 —
Essence de verveine . . . . II gouttes

Mêler finement.

Ou encore :

Dermatol . . . . } àâ 5 grammes
Oxyde de zinc . . . . }

Pour la nuit, il est préférable d'enduire de pommade au calomel :

Calomel . . . . 1 gramme
Vaseline. . . . . } àâ 15 —
Lanoline. . . . . }

que l'on recouvre de gaze et que l'on maintient par un pansement.

Mais si, d'ordinaire, le chancre est si bénin, il peut se produire des cas où il est infecté, d'autres où il devient phagédénique. Il est infecté chez les gens malpropres, par toute la flore normale ou accidentelle du sillon balano-préputial, il est infecté par des bacilles de Ducret quand il y a coïncidence de chancre mou, par des gonocoques quand il y a coïncidence de blennorragie, par les microbes pyogènes tels le streptoco que ou le staphylocoque dans de nombreuses circonstances. Le traitement est le suivant : Lavages fréquents avec la solution d'oxycyanure, et, si la surface du chancre est anfractueuse, remplacer ces lavages par un pansement humide permanent pendant un couple de jours.

Appliquer ensuite 3 à 4 fois par 24 heures de la pommade au nitrate d'argent, et cela pendant 3 à 4 jours. Lorsqu'au bout de ce temps, le chancre paraît nettement désinfecté, on le panse avec de la poudre d'iodoforme désodorisé ou non, ou bien on emploie la même technique qui a été indiquée pour le chancre non infecté.

Dans la période secondaire de la syphilis, il peut survenir telle ou telle forme d'éruptions qui nécessite un traitement local spécial.

La roséole ou les papules ordinaires, simples ou squameuses ne sont pas justiciables d'un traitement particulier.

Mais les agglomérats de papules croûteuses ou les syphilides psoriasiformes réclament un traitement local qui hâte leur disparition. La meilleure façon de procéder consiste à faire tomber les croûtes, à décaper la lésion par l'application de cataplasmes de fécule ou d'amidon froids, ou encore plus simplement par un ouataplasme mouillé. Quand les croûtes ou les squames sont tombées, ce qui se produit d'ordinaire en 24 ou 48 heures, on badigeonne la lésion avec le topique suivant :

Huile de cade	2 grammes
Acide salicylique	0 gr. 20
Collodion	20 grammes

On ne retire jamais la pellicule de collodion, mais, au contraire, chaque jour on en rajoute 2 à 3 fois. Si la croûtelle de collodion se détache, on la remplace aussitôt. Deux fois par semaine, on fait prendre un grand bain d'amidon d'une demi-heure, et on arrache toutes les pellicules qui tendent à se recroqueviller. Après séchage, on applique à nouveau le topique au collodion. Par cette méthode, concurremment utilisée avec le traitement mercuriel, nous avons pu guérir rapidement en une quinzaine de jours des syphilides rebelles et qui d'ordinaire sont très tenaces.

Une autre forme de syphilides réclame également un traitement local, ce sont les syphilides infectées ou ulcéreuses. Dans cet ordre, nous rangerons le rupia et les syphilides tuberculeuses. Il convient, dans ces cas, de faire des pansements humides pendant vingt-quatre heures avec une solution faible de sublimé ou même simplement d'eau bouillie, le pansement devant être renouvelé plusieurs fois. Au bout de vingt-quatre heures, on appliquera un pansement humide au nitrate d'argent à 1 p. 250, puis un second et un troisième si nécessaire. Lorsque, sous cette influence, les lésions sont séchées et ne présentent plus d'odeur, on peut se contenter de pansements plus simples, et on aura le choix entre les poudres ci-dessus mentionnées, le collodion cadique ou les applications d'emplâtre de Vigo.

Le médecin sera juge de ce qui convient le mieux, mais nous pouvons affirmer que le traitement local hâtera d'au moins 15 jours la guérison.

A la période secondaire, les lésions muqueuses ou cutanéo-muqueuses doivent être cautérisées par le crayon de nitrate d'argent, et elles doivent être l'objet d'une propreté minutieuse.

A la période tertiaire, deux sortes de lésions peuvent nécessiter un traitement local : ce sont les gommes ramollies sur lesquelles la peau devient violacée, et les ulcérations plus ou moins anfractueuses. Les gommes simples, dures, élastiques ne réclament aucune intervention.

Contre les gommes ramollies ou en voie de ramollissement, nous conseillons sans hésitation d'injecter 2 ou 3 fois dans l'intérieur une demi-seringue d'oxycyanure (formule pour injection hypodermique) ou une demi-seringue de solution iodo-iodurée (formule de Gram ou de Lugol). Puis, lorsque le ramollissement est complet, faire une ponction avec la pointe d'un bistouri, bien évacuer la gomme, maintenir un pansement humide pendant 24 à 48 heures seulement, et ensuite appliquer de l'emplâtre de Vigo.

Lorsque l'on se trouve en présence d'ulcérations tertiaires

ou secundo-tertiaires, deux cas peuvent se présenter : ou bien la lésion est sèche, atone, non suintante, mais aussi sans grande tendance au bourgeonnement ou à la cicatrisation. Nous conseillons alors de faire des pointes de feu légères sur les bords et de strier la plaie avec de légères cautérisations de galvano-cautère très fin. On panse ensuite avec de l'emplâtre de Vigo, et on renouvelle les cautérisations jusqu'à ce que les bords deviennent nettement rosés, bourgeonnants et tendent à rétrécir concentriquement la plaie.

Ou bien les ulcérations sont profondes, suintantes, anfractueuses, saignantes, nauséabondes, et il convient de les désinfecter tout d'abord. Nous n'avons rien trouvé de mieux jusqu'ici que l'application, pendant 3 ou 4 jours, de pansements humides au nitrate d'argent ou de pommade au nitrate d'argent. Lorsque la désinfection totale est obtenue en quelques jours, on constate que la plaie se sèche et que les bords tendent à la cicatrisation. On peut alors employer l'emplâtre de Vigo ou les poudres ci-dessus mentionnées. Si l'on ne veut pas avoir recours au nitrate d'argent, on peut s'adresser à l'eau oxygénée, ou faire des pansements avec les médicaments qui donnent naissance à cette dernière, comme le peroxyde de zinc ou ektogan. Ce médicament se présente sous forme de poudre blanc jaunâtre, insoluble, qu'on peut mettre en nature, ou en pommade, ou sous forme d'emplâtre caoutchouté.

L'étude des traitements locaux dans la syphilis comprendrait encore les soins à donner à la bouche, les lotions excitantes contre l'alopécie, les collyres à l'atropine contre l'iritis, mais ce sont là des notions tellement classiques que nous croyons inutile de nous y appesantir.

CHAPITRE XII

L'ARSENIC EST-IL DESTINÉ A SUPPLÉER LE MERCURE DANS LE TRAITEMENT DE LA SYPHILIS

Voici une question à l'ordre du jour, car il en a fortement été parlé en ces derniers temps ; des communications à l'Académie de médecine par des syphiligraphes et dermatologistes réputés, tel M. Hallopeau, des publications nombreuses de tous ordres et de toute nature dans les divers périodiques médicaux, des brochures envoyées à nombre d'entre nous ont pu jeter le trouble dans l'esprit des praticiens. Nous essaierons, en toute impartialité, de faire un parallèle entre les deux médications.

Tout d'abord, une première question se pose. Le mercure serait-il donc inefficace dans certains cas, ou tout au moins d'une efficacité tellement atténuée ou lente qu'il y aurait lieu d'y renoncer ? Et dans ces faits l'arsenic serait-il donc tout-puissant ?

Eh bien ! nous ne croyons pas à l'inefficacité absolue du mercure; aucune observation ne nous y conduit. Il est connu et évident que certaines syphilis paraissent rebelles à un traitement mercuriel, mais il n'y a là qu'une apparence résultant des considérations suivantes : c'est que certaines syphilis ne sont réellement influencées favorablement que par tel ou tel sel de mercure, par telle ou telle préparation, ou bien encore par tel ou tel mode d'administration du médicament.

Il est courant de voir des lésions qui résistent au traitement par la voie digestive et qui disparaissent comme par enchantement par les frictions, les piqûres, ou vice-versa. D'autrefois, il peut être nécessaire d'employer en même temps deux modes d'administration, et c'est ainsi que nous avons vu des lésions résister aux piqûres de cyanure, et qui disparaissaient facilement si on donnait des pilules de protoiodure en même temps qu'on faisait des frictions. Le mercure agit certainement comme mercure, mais les effets peuvent varier selon le mode d'administration. D'autre part, des lésions ulcéreuses superficielles qui restaient stationnaires, changent très rapidement d'aspect lorsqu'au traitement général on adjoint un traitement local rationnel.

Avant donc de prononcer la faillite du traitement mercuriel dans le syphilis, il conviendrait d'adapter un traitement convenable à tel cas particulier et d'attendre.

En second lieu, il faudrait que l'échec du traitement mercuriel bien conduit une fois constaté, on obtienne avec l'arsenic des résultats surprenants et une guérison rapide.

Or, nous n'avons pas ces démonstrations.

Les cas où le traitement mercuriel fait faillite sont rarissimes, et, presque toujours, il y a soit erreur de diagnostic, soit coïncidence d'une infection surajoutée.

Si nous nous basons sur l'observation impartiale des faits, nous voyons que le sel arsenical, préconisé comme remède de premier ordre dans la syphilis : l'atoxyl n'est pas supérieur au mercure et qu'il lui est inférieur lorsque celui-ci est habilement manié. Il est bien certain que l'atoxyl agit ou paraît agir sur les éruptions de la période secondaire, mais nous n'avons pas vu qu'il les fasse disparaître avec une si grande rapidité que l'on en soit émerveillé, surtout si l'on tient compte de la tendance de ces éruptions à la guérison spontanée. Le mercure bien administré diminue leur durée dans des proportions appréciables et bien plus considérables que l'atoxyl. En ce qui concerne les lésions tertiaires ou secundo-tertiaires visibles, telles que gommes ulcérées ou ulcérations de surface, elles sont indiscutablement moins influencées par l'atoxyl que par le mercure et l'iodure, ainsi que nous avons pu nous en rendre compte.

Nous savons bien que les raisons que l'on invoque pour démontrer la supériorité de l'atoxyl reposent sur des bases scientifiques. On a dit, en effet, que, comme l'atoxyl agissait d'une manière tout à fait remarquable sur les maladies à trypanosomes, sur le pian, sur le flambœsia, sur la maladie du sommeil et comme, d'autre part, on tendait à rapprocher des trypanosomes le spirochète de la syphilis, la médication qui réussissait dans un cas devait réussir dans les autres. Malheureusement, il est difficile aux praticiens de contrôler la valeur de l'atoxyl dans les maladies à trypanosomes qui ne représentent pas le fonds de la clientèle courante, mais il n'en est pas de même pour la syphilis où l'expérience montre que la pratique ne confirme pas la théorie. Dans ces conditions, comme la médication mercurielle leur donne le maximum de résultats, et des résultats plus constants, plus appréciables, plus durables que la médication arsenicale, ils s'en tiennent là jusqu'à plus ample informé.

II. — La seconde face sous laquelle doive être envisagée la question est la suivante : La médication arsenicale présente-t-elle moins de dangers que la médication mercurielle? car s'il en était ainsi, malgré l'atténuation des effets, il y aurait avantage à opérer la substitution. Or, il nous paraît que les méfaits de la médication mercurielle ont été considérablement exagérés. A part quelques cas exceptionnels, où des accidents sérieux peuvent se produire, soit du fait d'une susceptibilité individuelle toute particulière, soit du fait d'une imprudence médicale, on n'a guère à relater que de petits ennuis passagers, tels les accidents consécutifs aux piqûres, telle la fatigue hydrargyrique, tels les accidents intestinaux, diarrhée, coliques, quelquefois diarrhée glaireuse et sanguinolente, mais tout cela est exceptionnel. Exceptionnelle aussi est la stomatite mercurielle, et cependant combien nous observons d'états dentaires défectueux !... Cette stomatite est évitable, car elle est toujours précédée d'un état de salivation métallique précurseur et qui donne l'alarme. Et, en fin de compte, la stomatite mercurielle n'a de mercuriel que le nom; elle est simplement le résultat d'une inflammation subaiguë due à la symbiose fuso-spirillaire qui pullule à l'état normal dans le tartre ou dans les interstices dentaires. Ces fusiformes et ces spirilles se développent au fur à mesure que la salivation augmente, car ils se trouvent en milieu favorable. L'élimination du mercure et la salivation créent le terrain ; le carie dentaire, le tartre, la malpropreté fournissent la semence; l'association fuso-spirillaire fait la stomatite.

Ce qui revient à dire que, d'ordinaire, la stomatite est évitable.

Peut-on dire que l'arsenic expose à moins de dangers ? Un des plus ardents promoteurs de la médication par l'atoxyl, M. Salmon, a lui-même signalé des nausées, des vomissements, des coliques et M. Hallopeau dit qu'on guérirait la vérole par cette médication si on pouvait la prolonger : « On est constamment arrêté par des accidents d'intolérance; ordinairement très bénins et passagers, ils prennent parfois un caractère des plus pénibles; on peut les atténuer en modérant les doses, en les éloignant et en s'arrêtant à temps. Les doses successives s'accumulent dans l'organisme et finissent par s'y déposer en produits partiellement nuisibles. Cette dissociation est plus ou moins rapide et intense, d'où les différences dans la tolérance. » Enfin, ce qui est beaucoup plus sérieux, ce sont les accidents d'amaurose, signalés un peu de tous côtés et représentés comme graves, d'autant qu'il y a eu des faits d'atrophie du nerf optique. On a signalé également des cas d'albuminurie intense se reproduisant après chaque injection d'atoxyl.

Aussi, sans vouloir faire le procès de l'atoxyl, sommes-nous obligé de conclure que les résultats sont moins probants, moins rapides, moins certains qu'avec le mercure; et, comme les inconvénients sont au moins aussi graves, sinon plus que ceux occasionnés par le mercure, nous ne croyons pas la substitution prochaine.

CHAPITRE XIII

LA SYPHILIS PEUT-ELLE ÊTRE ÉVITÉE ?

La question se présente sous deux façons absolument différentes, à savoir :

1° Peut-on, nonobstant quelques précautions déterminées, se laisser aller à un coït suspect et se croire pour cela à l'abri de la syphilis ?

2° Le coït suspect ayant été pratiqué, peut-on espérer un moyen quelconque d'éviter la syphilis ?

Pour répondre à la première question, nous ne pensons pas trop nous avancer en disant qu'il n'y a aucun préservatif de la syphilis. En la matière, les meilleurs ne valent rien.

Les seules façons un peu efficaces de se mettre à l'abri, pour l'homme tout au moins, consistent en le port, peu poétique, il est vrai, de condoms en baudruche ou en caoutchouc, et en lavages antiseptiques après le coït douteux. Un bon savonnage immédiat suivi de lavage avec une solution d'oxycyanure ou de sublimé est tout indiqué.

Nous pensons à ce sujet qu'il est temps de considérer les parties dites honteuses comme non honteuses et qu'il serait utile, ne serait-ce que par la crainte, d'inciter le public à des soins minutieux de propreté des parties génitales, tout comme on le fait ou le devrait faire, de la figure, des mains, des dents et de tout le corps en général.

Si la simple phobie de la syphilis conduisait à ce résultat, ce serait déjà superbe. Ceux qui ont assisté aux consultations de l'hôpital vénérien du Midi nous comprendront et nous approuveront.

Il convient d'apprendre aux classes populaires les notions élémentaires d'hygiène vénérienne, ce sera peut-être un des moyens les plus efficaces d'empêcher la diffusion de bien des maladies.

C'est également dans ce but que tous les journaux, même politiques, ont parlé de la pommade au calomel et en ont vanté les effets bienfaisants. Il suffirait de s'en oindre d'une quantité déterminée pour pouvoir se livrer sans crainte à tous les risques des jeux de l'amour et du hasard...

La pommade au calomel, préconisée par une sommité scientifique considérable, a depuis été officiellement consacrée et nous n'aurions garde de la critiquer : nous regrettons seulement qu'une telle notion ait été inculquée au public, car il y eut et il y aura encore beaucoup de réveils pénibles.

L'influence de l'antiseptique ne peut être niée, mais l'observation le montre insuffisant.

En ce qui concerne la seconde question : « Le coït suspect ayant été pratiqué, peut-on espérer un moyen quelconque d'éviter la syphilis ?..... » nous n'avons malheureusement pas davantage de moyens de défense.

Il faut le dire sans ambages : nous ne possédons ni sérum, ni médicament, ni traitement d'aucune sorte qui empêche la syphilis de se développer sur un individu qui l'a contractée. Il est bien évident que quelques-uns, favorisés par le hasard, peuvent s'être exposés à contracter la syphilis avec une femme nettement syphilitique et sont sortis indemnes de leurs prouesses amoureuses. Nous leur répondrons : « Tant mieux », mais ne les engagerons pas à recommencer. Ils ont eu la veine et c'est tout.

C'est pure illusion ou pur bluff de prétendre que par un

sérum x ou une potion y on aura empêché la syphilis d'éclore chez une personne qui s'est trouvée dans les conditions requises pour la contracter. Quelle preuve en a-t-on ?

Ce que nous savons, c'est que lorsqu'elle est déclarée, lorsque le chancre est apparu, si minime soit-il, l'organisme est déjà infecté et que tout traitement local en vue d'empêcher l'éclosion de la maladie demeure une utopie.

L'éradication du chancre est inutile, le fait a été surabondamment démontré. Après beaucoup de confrères, nous l'avons tentée et comme eux nous avons constaté l'inutilité de nos efforts.

CHAPITRE XIV

TRAITEMENT DE LA SYPHILIS INFANTILE

Il est profondément pénible de penser qu'il s'agit là d'un chapitre important de la thérapeutique, car la syphilis de l'enfant est malheureusement d'une très grande fréquence. Sans parler des cas où les exanthèmes cutanés se produisent absolument comme dans la syphilis de l'adulte, il y a dans celle des nouveau-nés quelque chose de bien spécial qui en fait un type clinique particulier. Tout médecin a présent sous les yeux ces pauvres petits êtres chétifs et malingres, souvent nés avant terme, dont la peau est terreuse, jaunâtre et bistrée, dont la face est couverte de rides et qui perdent rapidement du poids.

Ces petits « vieillards nés d'hier » semblent être comme à regret entrés dans la vie et ce n'est que difficilement, et combien lentement, qu'ils se décident à progresser. Ils peuvent avoir leur suffisante vie, ils peuvent être nourris du lait le meilleur et le plus pur, et cependant le mal qui les ronge les empêche de se développer comme un enfant normal. Puis, c'est le lamentable calvaire des fissures douloureuses, des érosions, des suintements purulents, du pemphigus qui les guette.

Partout où existe une commissure, un pli de la peau, peut survenir une fissure profonde et recouverte de croûtes : on en voit aux lèvres, aux conjonctives, dans les replis fessiers, dans le sillon rétro-auriculaire. Le pemphigus verdâtre et purulent se développe à la paume des mains et à la plante des pieds ; les os du rocher et du nez se carient et on assiste à des écoulements purulents sanieux et malodorants. Les yeux se prennent à leur tour : des iridochoroïdites, des conjonctivites purulentes surviennent qui souvent laisseront pour la vie des taches indélébiles.

Et si tout en restait là, mais ce sont les os qui peuvent être atteints, c'est le foie et la rate qui s'hypertrophient, le poumon qui s'hépatise, les paralysies qui surviennent.

Tous ces faits étaient connus de longue date, lorsque les recherches contemporaines sont venues ajouter à ce tableau déjà suffisamment sombre le grand chapitre des dystrophies hérédo-syphilitiques, dystrophies osseuses, dystrophies cardiaques, dystrophies nerveuses, etc., qui ne sont plus que la conséquence de l'atteinte portée par le virus au seuil même de la vie, dans les tout premiers développements de l'embryon. La syphilis empoisonne l'enfant avant que de naître, elle l'empoisonne dans son berceau et ce lourd héritage pathologique peut se faire sentir toute sa vie.

Delicta majorum immeritus lues...

Ce vers nous revient à la mémoire en considérant la liste assez longue déjà des victimes expiatrices de la syphilis paternelle que nous avons eu l'occasion d'observer. Le fait suivant montre une forme grave survenant dix-huit ans après l'infection paternelle.

Il s'agit d'une jeune fille de 22 ans dont le père mourut avant qu'elle ne vit le jour. Sur la cause de cette mort, nous n'avons d'abord aucun renseignement utile. Mère bien portante ; une sœur soignée par nous pour de la tuberculose pulmonaire au premier degré et dont la guérison s'est maintenue depuis six ans.

En juillet 1905, cette jeune fille, jusque-là bien portante, est prise assez brusquement d'une élévation de température, à 39°, avec point de côté, vomissements bilieux, des douleurs abdominales au niveau du creux épigastrique et dans la région hépatique. A l'examen, on constata, au sommet droit du poumon, une matité très étendue et un souffle tubaire des plus manifestes. Diagnostic : pneumonie aiguë. Devant l'impossibilité de donner des bains et devant l'affolement du cœur, nous prescrivons la digitaline, la quinine et des lotions vinaigrées.

Cet état persiste pendant une quinzaine de jours sans aucune amélioration, mais avec une aggravation des symptômes généraux. Les vomissements bilieux sont de plus en plus fréquents et de plus en plus intenses ; des râles crépitants fins apparaissent au sommet droit, puis à la base ; la température se maintient entre 39°5 et 39°8. Nous exprimons des doutes sur l'issue et craignons une pneumonie caséeuse. Quelques jours après, on nous montre des urines jaunes contenant des pigments biliaires; puis survient une teinte ictérique, assez marquée, des conjonctives et du tégument. Nous ordonnons de la théobromine pour faciliter la diurèse. Mais les vomissements bilieux, sanguinolents et noirâtres quelquefois, deviennent de plus en plus intenses ; les douleurs au creux épigastrique et dans la région hépatique sont très vives. Les crachats sanguinolents ne contiennent pas de bacilles de Koch. La langue reste sèche et rôtie. Il y a des crises de palpitations et de dyspnée.

Le 20e jour, après le début, apparaissent des rhagades et des fissures aux commissures labiales ; le 21e jour surviennent quelques boutons prurigineux sur le corps, mais sans caractères nets. Le 24e jour, les urines contiennent de l'albumine (0 gr. 50), l'éruption cutanée augmente, elle prend la forme papuleuse mais sans caractères précis. Le 26e jour, aux paumes de la main et à la plante des pieds, nous observons quelques papules jambonneuses, qui nous font porter le diagnostic de syphilis. Tous les traitements antérieurs sont supprimés, et d'emblée, nous donnons par jour deux pilules de protoiodure d'hydrargyre ; au bout de trois jours de traitement, les vomissements, rebelles jusque-là, cessent comme par enchantement, la température descend à la normale, et, en 10 jours, tout est revenu à l'état normal sauf les troubles respiratoires. Après 20 jours de ce traitement, tout a disparu et l'éruption cutanée s'est atténuée. Le traitement est interrompu au bout de trois mois, mais les mêmes phénomènes reparaissent huit jours après et cessent immédiatement sous l'influence de la reprise du traitement qui est continué jusqu'au commencement du mois de novembre 1905. Tout le mois de novembre se passe bien, puis en décembre 1905, le traitement ayant été cessé depuis trois semaines environ, tous les symptômes réapparaissent : température, vomissements bilieux, éruption cutanée, etc.

En raison de ces rechutes successives, rapprochées et très graves, nous soumettons la malade aux injections d'huile grise, et tout est rentré dans l'ordre.

Sous l'influence de ces piqûres, nous n'observons plus rien pendant l'année 1906, mais au commencement de l'année 1907 survient aux membres inférieurs un érythème induré assez tenace et qui parut favorablement influencé par des injections de cyanure. Le reste de l'année 1907 se passa sans aucun ennui, grâce à une vingtaine de piqûres d'huile grise. Au début de 1908, surviennent trois gommes prœtibiales gauche, suppurées, que nous incisons et qui cèdent rapidement au traitement général et local. Depuis février 1908, l'état est satisfaisant.

Il était important de connaître la porte d'entrée de cette infection syphilitique. La jeune fille, soucieuse avant tout de montrer à sa famille qu'elle était irréprochable au point de vue conduite, demanda un examen détaillé et nous constatons qu'elle est vierge. Poussant alors une enquête très minutieuse et très délicate auprès de personnes de l'entourage et de la famille, dignes de foi, nous apprenons que le père de la jeune fille, alcoolique et tuberculeux, était mort à l'hôpital Laënnec, en pleine éruption syphilitique; des ordonnances de l'époque en font foi. Il s'agit donc dans ce cas d'une syphilis héréditaire, se manifestant d'une façon très intense, 18 ans après l'infection.

Si, dans des cas semblables, la thérapeutique est la même que la thérapeutique de la syphilis acquise, il n'en est plus de même lorsque les manifestations se produisent chez le nouveau-né ou dans la première enfance.

Tout d'abord, le médecin devra user de son influence pour obtenir que la mère allaite son enfant et cela le plus longtemps possible. Pendant toute la durée de cet allaitement, la mère suivra un traitement mercuriel, intensif tout d'abord, puis, de plus en plus atténué. Voici comment nous les dirigeons : pendant les deux premiers mois de l'allaitement, la mère recevra deux séries de 12 piqûres de cyanure ou d'oxycyanure d'hydrargyre, les piqûres étant faites tous les deux jours avec un repos d'une semaine par mois.

Au bout de ce temps, on pourra avoir recours aux sels insolubles, à l'huile grise, si elle est bien supportée, ou de préférence au mercurate d'argent qui permet d'éviter les nodosités. L'intensité du traitement variera selon l'intensité de la syphilis de l'enfant.

Dans les formes ordinaires, ce traitement suffira amplement, mais il convient de ne l'interrompre que pendant des périodes très courtes et on insistera pour que la mère allaite, si possible, jusqu'au quinzième mois.

Passé ce temps, il faudra traiter directement l'enfant. Si l'allaitement maternel est impossible, et que l'enfant soit élevé au biberon, ce qui est la pire des choses, on aura recours aux frictions mercurielles bien faites.

Celles-ci sont, en général, bien supportées par les nourrissons, et ont le grand avantage de ménager le tube digestif. On en gradue le nombre et la dose selon les nécessités et selon la tolérance.

En pratique, on emploie une quantité d'onguent grosse comme un pois, on fait une friction quotidienne pendant une semaine ; puis, après une semaine de repos, on recommence. D'autrefois on peut les continuer sans interruption pendant quinze jours ou trois semaines, et on laisse reposer huit jours.

Les injections mercurielles sont contre-indiquées jusqu'à l'âge de deux ans.

Les bains mercuriels sont à peu près abandonnés.

Par voie gastrique, il n'y a guère que trois ou quatre médicaments qui soient utilisés chez le nourrisson. C'est d'abord le sublimé qui est le remède le meilleur. On emploie la Liqueur de van Swieten, soit pure, soit diluée au quinzième. On la mélange au lait du biberon, ou on la donne dans de l'eau sucrée. La dose varie par jour entre XXX à XL gouttes de liqueur de van Swieten, pure. La dose minima est de 1 demi-milligramme de sublimé par kilogramme et par jour, mais on arrive facilement aux doses de 1 et 2 milligrammes.

On suspend dès qu'il y a des vomissements, de la diarrhée, ou de l'albuminurie.

Le sublimé tombe de plus en plus en défaveur depuis que M. Gaucher a montré les avantages du lactate d'hydrargyre.

La solution au millième de lactate mercurique s'obtient de la manière suivante :

On dissout 7 gr. 17 de bichlorure de mercure dans une quantité suffisante d'eau distillée, et on verse dans une solution de potasse caustique pure, en léger excès. Après repos de quelques instants, on décante la liqueur surnageante sur un filtre sans plis, on délaye le précipité dans l'eau distillée, on laisse reposer et on décante à nouveau sur le filtre, on recommence ainsi plusieurs fois, jusqu'à neutralité au tournesol des eaux de lavage.

D'autre part, on prend 5 grammes d'acide lactique, on y ajoute 100 centimètres d'eau distillée, et on fait bouillir une demi-heure afin de détruire les anhydrides toujours contenus dans de l'acide lactique concentré. Après refroidissement, on dissout l'oxyde jaune de mercure précédemment obtenu à l'aide de cette solution qui sera versée peu à peu et en évitant toute élévation de température. La quantité d'acide lactique théoriquement nécessaire pour dissoudre l'oxyde de mercure fourni par 7 gr. 17 de bichlorure est 4 gr. 71. Pratiquement un léger excès sera presque toujours nécessaire pour arriver à la dissolution totale de l'oxyde de mercure contenu dans le vase à précipitation et sur le filtre. On fera disparaître l'excès d'acide en versant goutte à goutte dans la solution obtenue une solution de soude diluée jusqu'à formation d'un *très léger* précipité permanent. Définitivement, on complétera le volume à 10 litres exactement à l'aide d'eau distillée, on filtrera et on aura ainsi une solution de lactate mercurique à 1 p. 1.000.

On pourrait aussi opérer de la manière suivante : additionner une solution d'acide lactique préalablement bouillie, d'un excès d'oxyde jaune de mercure récemment précipité, filtrer après quelques instants, doser le mercure dans la liqueur et étendre la quantité suffisante d'eau distillée pour obtenir une teneur en mercure de 0 gr. 5291 par litre, ce qui correspond à 1 gramme de lactate mercurique.

La solution de lactate mercurique au millième est très limpide et présente une odeur faible, qui est due à une légère dissociation du lactate, donnant naissance à un peu d'aldéhyde. Cette dissociation, toujours très faible à la température ordinaire, ne présente aucun inconvénient dans le cas présent, et elle ne donne naissance à aucune précipitation.

M. le professeur Gaucher prescrit la solution de lactate

mercurique au millième à la dose de 20 grammes par jour dans une potion gommeuse, ou de quatre cuillerées à café dans un peu d'eau sucrée ou de lait.

Cette solution ne présente pas le goût métallique de la Liqueur de van Swieten. Trois cuillerées à café de cette solution de lactate mercurique à 1 p. 1.000 correspondent sensiblement à deux cuillerées à café de Liqueur de van Swieten. XXX gouttes représentent donc XX gouttes de Liqueur de van Swieten.

On institue des périodes de traitement de trois semaines suivies de 8 jours de repos.

M. Variot préfère le mercurium *cum creta* à la dose de 0 gr. 02 à 0 gr. 03 par jour.

D'autres auteurs préfèrent le calomel ou le protoiodure. Pour nous, nous préférons le biiodure qui est bien toléré.

Nous avons dit que les injections sous-cutanées ou intramusculaires ne devaient pas être faites avant l'âge de deux ans. A partir de cette époque, on pourra y avoir recours, mais on sera limité dans le choix des injections. Nous réduisons à trois celles qu'on peut manier facilement et sans de trop graves inconvénients : ce sont les injections de biiodure, celles de benzoate, et les injections de mercurate d'argent. Nous avons eu des ennuis locaux avec l'huile grise et la déconseillons.

Les doses seront calculées d'après l'équivalence en mercure des sels employés en comparant à la teneur du sublimé en mercure. La solution au millième de sublimé en effet s'administre en moyenne aux doses suivantes :

De 0 à 2 ans.	II à XX gouttes par jour
— 2 à 3 ans.	XX gouttes à 2 grammes
— 3 à 5 ans.	2 à 4 grammes
— 5 à 10 ans.	4 à 10 —

Le biiodure, sous forme de Sirop de Gibert s'administre aux doses suivantes :

Au-dessous de 1 an.	1/3 à 1/2 cuillerée à café par jour
A 2 ans	1 cuillerée à café
De 2 à 5 ans . . .	2 à 3 cuillerées à café
De 5 à 10 ans . . .	1/2 à 1 cuillerée à soupe.

En ce qui concerne la durée du traitement, et l'utilisation du traitement ioduré, nous ne pouvons pas donner d'indications générales, elles ressortent de l'observation.

Quant aux dystrophies, elles sont peu ou pas influencées par la médication spécifique.

Dans les accidents oculaires, dans le coryzas ou les otites purulentes, un traitement local énergique s'impose.

CHAPITRE XV

PARALYSIES FACIALES PRÉCOCES DANS LA SYPHILIS

Une des complications possibles et intéressantes du début de la syphilis consiste en une paralysie faciale précoce avec ou sans névralgie du trijumeau.

Un boulanger âgé de 49 ans entre, le 5 août, à l'hôpital Cochin annexe. Cet homme n'a aucun antécédent pathologique héréditaire ou personnel, il est veuf et père de deux filles bien portantes. Il se présente à la consultation pour une paralysie faciale gauche typique ; et c'est le matin au réveil qu'il s'en est aperçu. Nous l'admettons dans les salles et voici ce que nous constatons chez lui :

Depuis 15 jours, il présentait un chancre du sillon balano-préputial, tout d'abord considéré comme un chancre simple à la consultation du Midi, traité par des lavages à l'oxy-cyanure et pansement au dermatol. Mais, au moment de l'entrée à l'hôpital, il n'y avait plus de doute, il s'agissait d'un chancre syphilitique qui avait été vraisemblablement infecté auparavant par des bacilles de Ducrey. Ce chancre était accompagné d'une adénopathie gauche avec un seul ganglion empâté. En même temps que la paralysie faciale, nous constatons sur le corps une roséole à éléments papuleux localisés surtout sur la poitrine, sur l'abdomen et sur les jambes.

Les signes de la paralysie faciale sont les suivants : du côté gauche, les rides du front sont effacées, la commissure labiale est abaissée, la déviation de la face, très nette au repos, s'exagère encore par les mouvements du visage.

La langue est nettement déviée à droite, même si on tient compte de l'asymétrie des commissures. L'orbiculaire gauche est atteint, rendant impossible l'occlusion des paupières de ce côté. Les larmes coulent à tous moments, troublant ainsi la vision.

Il existe, en même temps, une céphalée à exacerbations nocturnes localisées à gauche et en arrière.

Le malade se plaint, en outre, de névralgies du côté gauche, portant sur la face et sur le cou, avec des points plus particulièrement douloureux au niveau des trous mentonniers, des trous sus et sous-orbitaires et de l'aile du nez. On note, en même temps, des bourdonnements d'oreilles localisés à gauche. Il n'y a pas de troubles du goût ni de modifications de la salivation.

La nature syphilitique de cette paralysie faciale parut indiscutable, et le malade fut immédiatement mis au traitement mercuriel et ioduré intensif.

Après une première série de 12 frictions, le 18 août, une amélioration notable se produit, les mouvements réapparaissent peu à peu, cependant l'orbiculaire ne fonctionne pas encore parfaitement, les larmes coulent encore sur les joues, quoique avec moins d'abondance.

Les lèvres sont encore maladroites et le malade ne peut siffler. La céphalée et les névralgies ont disparu, mais reparaissent de temps en temps, d'une façon transitoire. Le chancre est presque complètement guéri, la roséole persiste. On suspend les frictions pendant 5 jours, tout en continuant l'iodure.

Les frictions sont reprises le 22, et, le 28, il ne persiste plus qu'une gêne légère pour parler et siffler. L'orbiculaire des paupières est encore paresseux.

Le chancre est guéri, laissant une cicatrice souple, à peine visible, un peu brillante et pigmentée. La roséole est tenace, elle pâlit, mais les éléments restent encore très nettement visibles. Ce n'est que le 20 septembre, après la trentième friction, qu'elle commence à s'atténuer très notablement.

Or, tandis que la paralysie faciale était à peu près guérie dans les premiers jours de septembre, il nous fallut attendre jusqu'au 10 octobre pour voir la fin de cette roséole tenace. Le malade avait eu une cinquantaine de frictions.

Nous rapprocherons cette observation de celles qu'a publiées M. Debove (*Presse méd.*, 30 mai 1908) et qui sont au nombre de quatre, deux qui lui sont personnelles et deux qui lui ont été fournies par M. Jeanselme.

Notre observation confirme les déductions que M. Debove a tirées.

C'est d'abord le rôle indéniable de la syphilis dans la genèse de certaines paralysies faciales, leur fréquence relative, l'apparition précoce de ces dernières, au cours d'une éruption de roséole, la guérison par le traitement mercuriel spécifique, sans aucun traitement local, électrique par exemple.

Enfin, c'est le peu de résistance de ces paralysies au traitement spécifique, car elles disparaissent bien avant la roséole qui, pourtant, peut être qualifiée d'éruption éphémère eu égard à l'évolution de la syphilis.

Ces paralysies paraissent être dues à une lésion périphérique, car les troubles moteurs sont ceux que l'on constate dans toute paralysie faciale périphérique : l'orbiculaire et le muscle de Horner étant intéressés.

Un point important et intéressant est l'adjonction à la paralysie de phénomènes douloureux dans la sphère du trijumeau, avec points douloureux mentonniers sus et sous-orbitaires.

Cette association de paralysie et de névralgies ont conduit M. Debove à voir dans ces troubles nerveux du début de la syphilis un *tabes incipiens*.

Avant de se prononcer, il faudrait connaître l'avenir de ces malades, et voir chez eux se produire l'évolution d'ataxie locomotrice, il y a là des recherches intéressantes à faire.

CHAPITRE XVI

SYPHILIS ET LABORATOIRE

La question que nous abordons est une de celles où les opinions les plus extrêmes peuvent se manifester. Nous la placerons à un point de vuê pratique, répondant au cadre de cet ouvrage en posant ainsi la question : En l'état actuel de la science, le laboratoire peut-il aider la clinique ou doit-il la mettre au second rang, en matière de diagnostic et de pronostic de la syphilis ? C'est ce qu'il nous paraît utile de développer.

Pasteur disait que, lorsqu'on se trouve en présence d'une maladie infectieuse et contagieuse (la syphilis est certainement du nombre), il convenait, pour déterminer avec certitude l'agent pathogène de cette maladie, de fournir les trois preuves suivantes :

1° Que, dans tous les cas cliniquement reconnus comme étant sous la dépendance de la maladie, on retrouve toujours, comme agent causal, le même microorganisme ;

2° Qu'il soit possible d'obtenir, et avec certitude des cultures toujours identiques de ce même microorganisme.

3° Que ce microorganisme cultivé reproduise, chez les animaux récepteurs en expérience, toujours la même maladie avec son cortège de symptômes cliniques.

Avons-nous résolu ces conditions pour la syphilis ? Actuellement, non. Seul, le premier desideratum est à peu près obtenu.

D'un commun accord, tous les médecins acceptent que le tréponème est l'agent pathogène spécifique de la syphilis, en se basant sur l'unique constatation, de sa fréquence presque exclusive dans les lésions purement syphilitiques. En ce qui concerne les inoculations, comme elles ne sont pas faites avec des cultures pures, mais avec « le produit total » des lésions spécifiques, elles ne peuvent qu'être un appoint sérieux, et fournir un argument de probabilité, mais non de certitude absolue.

Ces quelques considérations, qui ne sont point l'effet du scepticisme, sont simplement énoncées pour montrer que nous avons encore de longues et difficiles étapes à franchir afin de connaître dans son essence le parasite de la syphilis, et avant de trouver le remède prophylactique et curateur.

Pour l'instant, nous sommes obligés de la combattre avec nos ressources courantes, et de la dépister avec nos habituels moyens d'investigation. Trouverons-nous dans les procédés de laboratoire un secours précieux ?

L'utilité n'est actuellement évidente que pour les trois recherches suivantes :

1° L'inoculation expérimentale ;

2° La recherche du tréponème dans les lésions présumées syphilitiques ;

3° La séro-réaction de la syphilis.

Il nous a paru utile d'exposer, aussi clairement que possible, ces questions toutes d'actualité.

§ 1. — L'inoculation expérimentale.

Elle ne peut pas rendre de grands services au point de vue diagnostic, car les singes anthropoïdes ne sont pas chose courante dans les laboratoires, les officines ou les cabinets médicaux.

L'inoculation d'homme à homme serait criminelle.

Il ne resterait que l'inoculation au porteur même de la lésion suspecte; or, le porteur est vacciné contre cette inoculation. Cependant, M. Queyrat a démontré qu'en un certain nombre de cas, on pouvait voir se produire la réinoculation du chancre. Ce fait très intéressant au point de vue scientifique, n'a pas de portée pratique, car la durée d'incubation après réinoculation est telle que la clinique a eu largement le temps d'élucider la situation.

§ 2. — Recherche du tréponème dans les lésions syphilitiques.

Étant encore dépourvus de moyens certains de culture du tréponème, nous en sommes réduits à utiliser le seul microscope.

Trois procédés sont actuellement employés;

1° L'examen de frottis avec coloration par le procédé rapide et par le procédé lent.

2° La recherche du parasite vivant.

3° La recherche du parasite dans les coupes.

I. **Examen de frottis.** — La recherche rapide, extemporanée, si elle était précise et certaine, serait d'un emploi courant pour éclairer un diagnostic douteux. Malheureusement, elle n'est pas encore à l'abri de toute critique.

TECHNIQUE. — Il convient d'abord de faire convenablement un frottis. Comme c'est habituellement dans les couches profondes de l'épiderme que le tréponème se localise de préférence, il en résulte qu'il faudra surtout examiner les exsudats provenant de ces couches profondes. Pour cela (supposons qu'il s'agisse d'examiner un chancre) on commence par laver et aseptiser autant que possible la surface du chancre, et cela sans trop l'irriter, de manière à supprimer, dans la mesure de nos moyens, tous les parasites associés à la surface. Le meilleur lavage se fait avec de l'alcool ou de l'eau salée. Lorsque le chancre est nettoyé, si on l'irrite, soit par grattage, soit par pression latérale douce afin d'éviter une hémorragie, on voit sourdre de la profondeur une sérosité, une rosée séreuse caractéristique. Le chancre *pleure*, comme on dit dans les laboratoires.

Ce liquide séreux est généralement pauvre en éléments anatomiques, et s'écoule facilement lorsqu'on comprime les tissus d'une façon intermittente. On le prélève avec une pipette très effilée et on le répartit sur des lames.

Si la lésion suspecte est couverte de squames, on enlèvera les croûtes, et on nettoiera le fond de l'ulcération à l'eau bouillie. Si l'on est en présence d'une lésion sèche, on en gratte la surface avec une curette tranchante ou avec un vaccinostyle. On voit bientôt sourdre des gouttelettes de sérosité et le suintement s'établit définitivement. S'il s'agit de plaques de roséole ou de papules, il faut les scarifier.

Pour les ganglions, on les ponctionne aseptiquement à l'aide d'une seringue de Pravaz.

Les frottis étant convenablement faits, il convient de les fixer. Pour cela, après séchage à l'air, on les trempe pendant une demi-heure environ soit dans l'alcool absolu, soit dans l'alcool méthylique, soit dans l'alcool amylique.

Après fixation, on peut avoir recours, pour la coloration, aux procédés rapides et aux procédés lents.

Colorations rapides. — *Technique de Giemsa.* — Fixer le frottis à la chaleur modérée, puis faire extemporanément le mélange suivant :

Mettre X gouttes du colorant de Giemsa dans 10 centimètres cubes d'eau.

Chauffer le mélange d'eau et de colorant jusqu'à émission de vapeurs légères, retirer de la flamme et garder un quart de minute, renouveler le colorant, chauffer et relever à nouveau hors de la flamme pendant un quart de minute. Répéter 4 ou 5 fois cette manœuvre, puis attendre une minute après le chauffage. Laver, sécher et examiner.

Technique de Proca. — Fixer le frottis par l'alcool absolu. Mordancer avec la solution suivante pendant 10 minutes à froid :

Acide phénique pur	50 grammes
Tanin	40 —
Eau	100 —
Fuschine basique	2 gr. 50 dissoute dans
Alcool absolu	100 grammes

Laver avec un filet d'eau, puis colorer avec la solution suivante :

Violet de gentiane en solution alcoolique saturée	10 cmc.
Acide phénique liquide	10 —
Eau distillée.	100 —

Laver à l'eau et sécher.

Procédé de Herxheimer. — On se sert d'une solution de violet de gentiane saturée à chaud et filtrée. Colorer pendant 15 minutes. Laver à l'eau, sécher et monter au baume.

Technique de Borrel et Burnet. — Mordancer par le mordant de Lœfler que l'on chauffe jusqu'au dégagement de vapeurs :

Solution aqueuse de tanin à 25 p. 100	10 cmc.
Solution saturée à froid de sulfate ferreux	1 cmc.
Solution alcoolique saturée de fuschine.	1 —

Répéter cette opération 2 ou 3 fois. Colorer ensuite par le Ziehl à chaud. Lavage à l'eau, dessiccation.

Technique de Schereschewsky. — La préparation, faite en couche très mince, est desséchée à l'air, puis fixée à la flamme. Dans un tube à essai, on fait bouillir jusqu'à ébullition 10 centimètres cubes de solution glycérinée à 0,5 p. 100 avec XIII gouttes de vieille solution de Giemsa ; après s'être assuré que rien ne s'est précipité, on verse aussitôt la solution sur la préparation. Après 2 à 3 minutes, on lave à l'eau ; si l'on estime que la coloration n'est pas suffisante, on peut répéter l'opération même 2 et 3 fois.

COLORATIONS LENTES. — *Méthode de Siedlecki.* — Lavage de la lésion à l'eau, exprimer, et le liquide qui exsude est étalé sur une lame. Fixer en portant au-dessus des vapeurs d'acide osmique pendant 1 à 2 minutes. Sécher à l'air.

Mettre dans une solution de Giemsa (une goutte de colorant par centimètre cube d'eau) pendant plusieurs heures.

Laver à l'eau et décolorer par immersion pendant quelques minutes dans une solution de tannin à 25 p. 100, puis de nouveau lavage à l'eau. Terminer par un lavage à l'alcool absolu.

Technique de Giemsa. — Après fixation, la préparation est mise pendant 24 heures dans la solution suivante faite extemporanément.

Eau distillée.	10 cmc.
Solution de Giemsa	XV gouttes

On laisse séjourner dans une boîte de Pétri pendant 24 heures. On lave à l'eau, on sèche et on monte. Rappelons que le mélange de Giemsa a la composition suivante :

Azur II éosine. . . . . 3 grammes

Azur II (c'est-à-dire) { Azur de méthylène / Bleu de méthylène } ââ 0 gr. 8

Glycérine . . . . 250 cmc.

Alcool méthylique. . . . . 250 —

Méthode de Marino. — On laisse le frottis pendant plusieurs heures (24 de préférence) dans la solution suivante :

Poudre de Marino . . . . 100 grammes

Alcool méthylique . . . . 0 gr. 25

Puis, sans laver, on le met pendant une heure dans la solution suivante :

Éosine de Höchst. . . . . 0 gr. 01

Eau distillée. . . . . 200 grammes

On lave à l'eau, on sèche et on examine.

Rappelons la composition de la poudre Marino. On fait le mélange suivant qu'on laisse 48 heures à 37° :

Bleu de méthylène . . . . } ââ 0 gr. 50

Bleu azur. . . . . }

Eau. . . . . 100 grammes

Solution de carbonate de soude à 50 p. 100. . . . . 100 —

Au bout de ce temps, on ajoute une solution aqueuse d'éosine à 0,20 p. 100, on filtre et on obtient une poudre soluble dans l'eau et l'alcool méthylique.

Procédé de Hoffmann et Halle. — Basé sur la fixation par les vapeurs d'acide osmique, suivi d'une coloration lente par le Giemsa.

Procédé de Stern. — Après fixation, laisser les préparations pendant 24 heures dans une solution de nitrate d'argent à 10 p. 100 exposée à la lumière diffuse. Laver à l'eau et sécher.

Procédé Deguy. — Basé sur le fait suivant que le violet Poirier colore d'une façon intense tous les spirochètes en général.

Après fixation par le mélange à parties égales d'alcool-éther, on met, pendant 24 heures, la préparation dans la solution suivante :

Violet Poirier	1	gramme
Alcool absolu	10	—
Eau distillée.	400	—
Acide phénique	1	cristal

Lavage à l'eau. Sécher.

On peut, selon les nécessités, augmenter ou diminuer la concentration de cette solution qui est très stable.

Avec une solution au centième, on peut avoir de bonnes préparations au bout d'une demi-heure.

2° **Recherche du parasite vivant.** — Disons que c'est par un examen à l'état frais que Schaudinn a vu la première fois le tréponème.

On peut simplement mettre le liquide suspect en goutte pendante entre lame et lamelle, puis on examine à l'immersion. Il est extrêmement difficile de mettre au point. Il ne faut pas un éclairage trop intense, et il est bon parfois de diaphragmer un peu ou d'éclairer un peu latéralement. Lorsque nous avons recherché les fusiformes et les spirilles des angines ulcéro-membraneuses ou des balanites, nous usions d'un petit artifice qui donne d'excellents résultats. Après avoir mis au point sur des globules de sang ou de pus, nous baissons progressivement et lentement l'éclairage Abbe. Il arrive un moment (quand celui-ci est à peu près à 1 centimètre au-dessous de la platine du microscope), où le champ est encore plus faiblement éclairé, mais suffisamment, et les spirilles apparaissent sombres. On peut ainsi les examiner parfaitement et étudier tous leurs mouvements. Cette méthode, un peu simple, est avantageusement remplacée par l'emploi de l'ultra-microscope.

L'ultra-microscope. — L'introduction, dans les laboratoires, de l'ultra-microscope, a été un réel et très grand progrès, surtout depuis que la technique a été perfectionnée. Les avantages de l'ultra-microscope sont les suivants : 1° possibilité d'un examen extemporané de liquides, de sérosités ou d'humeurs suspectes ; 2° propreté absolue, puisqu'on n'a point recours aux manipulations tinctoriales si souvent ennuyeuses ; 3° détermination certaine de la forme du microbe, de son groupement habituel, et enfin de sa mobilité. C'est dire que, dans nombre de cas, l'ultra-microscope seul peut permettre de faire le diagnostic d'une espèce microbienne. L'application de l'ultra-microscope aux spirilloses et aux spirochætoses humaines est surtout extrêmement importante et explique son succès dans les recherches de bactériologie contemporaine.

En quoi consiste l'ultra-microscope ?

Lorsque nous sommes dans une chambre obscure, si, par hasard, un rayon lumineux y pénètre, il éclaire toutes les poussières de l'atmosphère que nous voyons alors parfaitement se dessiner lumineuses sur le fond noir. Le but de l'ultra-microscope est similaire et consiste à transformer, si on peut s'exprimer ainsi, le champ du microscope en chambre noire, et à rendre lumineux les microbes qui se détachent alors en clair sur le fond noir. Pour cela, il suffit de supprimer les rayons réfléchis directs venant du miroir, et de n'utiliser que des rayons réfléchis qui viennent éclairer latéralement le corps observé, alors que l'éclairage direct a été supprimé.

Pour bien faire comprendre, supposons un bloc de verre V encastré dans une monture métallique. Ce bloc de verre représente une sphère creuse dont le centre est en C. La partie creusée A ne représente pas une hémisphère, mais

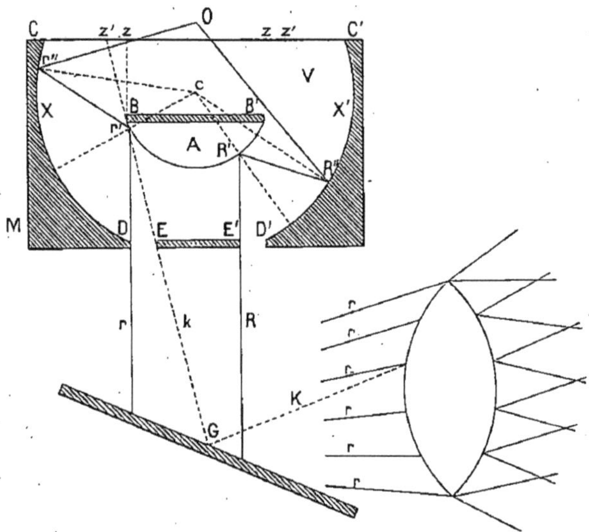

Fig. 10. — Schéma de la marche des rayons dans l'ultra-microscope.

seulement un segment de sphère. Le plan BB′ qui crée ce segment est rendu imperméable à la lumière, tandis qu'au contraire la surface sphérique de ce segment est une surface réfléchissante.

La sphère totale est coupée par deux plans parallèles CC′ et EE′ qui sont également parallèles au plan sécant intérieur BB′.

Le plan EE′, de même que le plan BB′, est rendu imperméable aux rayons lumineux.

Ce bloc de verre est enchâssé dans une monture métallique M qui présente une ouverture DD′ concentrique au plan EE' à sa partie inférieure, tandis que la partie supérieure CC' est libre. Il en résulte donc que les seuls rayons qui peuvent pénétrer dans la masse de verre devront passer dans l'anneau EDE'D'.

Nous avons dit que la portion sphérique en A était disposée pour réflecter, par sa surface convexe, les rayons lumineux. Ajoutons que la partie externe de la grande sphère XX' représente une surface concave de réflexion de la lumière.

Voyons maintenant la marche des rayons lumineux provenant d'un miroir plan G. Nous savons qu'il n'en peut pénétrer entre E et E', et pour suivre la marche des autres, nous prendrons les deux extrêmes qui pénètrent par l'anneau ED E'D'.

Suivons le rayon R qui vient passer au point E', il vient aborder la surface réfléchissante convexe en R'; là l'angle de réflexion étant égal à l'angle d'incidence, le renvoie en R'' sur la seconde surface réfléchissante concave qui, d'après la même loi, le dirige directement sur l'objet à éclairer O.

Prenons maintenant l'autre rayon extrême *r*, qui vient aborder la surface réfléchissante convexe en *r'* près du point B, le rayon réfléchi viendra en *r''* sur la surface réfléchissante concave qui, d'après le même principe, le dirigera sur l'objet à éclairer O. Il est bien évident que tous les rayons intermédiaires convergeront vers le point O.

Il suffit de jeter un coup d'œil sur la figure représentant la marche des rayons pour concevoir à priori les deux faits suivants :

1° Comme par le dispositif ci-joint on supprime un grand nombre de rayons lumineux, il convient de suppléer en intensité à ce que l'on diminue en quantité, ce qui nécessitera une concentration des rayons lumineux sur le miroir réflecteur G.

2° Il est évident que l'œil qui, à travers le microscope, tend à concentrer son rayon visuel sur le point central O, voit néanmoins tout le champ du microscope, et ce champ, noir (calculé du reste sur les appareils), est représenté par l'ombre de BB', ce que nous avons représenté par ZZ'. Or, nous avons supposé que les rayons lumineux étaient concentrés sur la glace G (ce que notre figure représente), il en résulte qu'ils n'arrivent pas tous parallèlement et que, par conséquent, sur cette glace plane, leur angle de reflexion est différent puisqu'ils proviennent de rayons d'incidence différente. Aussi, il est facile de comprendre que si les rayons perpendiculaires voisins de *r* par exemple, qui sont arrêtés par BB', n'arrivent qu'indirectement sur CC', il n'en est plus ainsi pour des rayons Kk' qui sont à la limite de pénétration en E, au delà de la limite de réflexion en B' et qui viennent par conséquent en Z sur la surface CC'.

On comprend facilement alors que la zone ZZ' étant un champ noir et éclairé seulement par la réflexion des éléments sous-jacents et par la diffusion de la lumière, est entouré d'un anneau à tendance clair-obscur, ZZ' entouré par deux cercles concentriques ZZ plus noirs. Nous verrons plus loin l'importance pratique de cette considération théorique.

Le résultat de ce dispositif de l'ultra-microscope est que l'on peut éclairer des bactéries, d'une façon intensive sur un fond obscur.

M. Leitz a donc construit un appareil qui permet d'avoir des images excellentes.

Il se compose d'une plaque en ébonite qui se place directement sur le platine du microscope et que l'on maintient fixée à l'aide des valets.

Le centre de cette plaque est constitué par une armature métallique dans laquelle se trouve enchâssé le bloc de verre ou condensateur qui représente l'ultra-microscope et dont nous venons de donner aussi longuement que possible la théorie.

La monture métallique n'est pas absolument fixe, mais peut être déplacée grâce à une petite tige métallique, tige de réglage que l'on déplace dans un sens ou dans l'autre de manière à obtenir un centrage parfait des rayons de l'ultra-microscope. Un peu d'habitude dans le maniement de l'appareil permet très rapidement de se rendre compte du mouvement de réglage nécessaire.

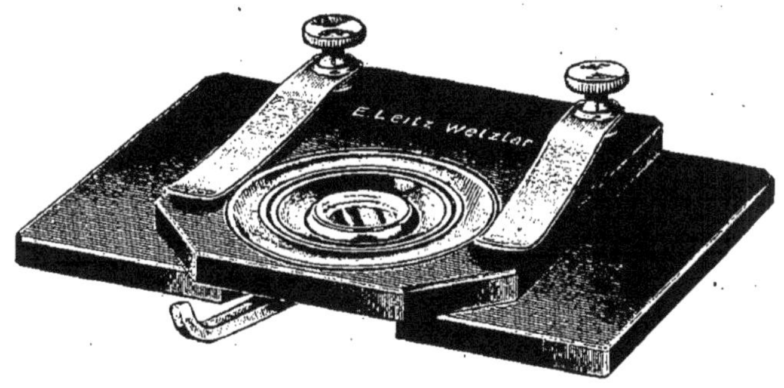

Fig. 11. — Ultra-microscope de Leitz.

Les autres pièces indispensables pour l'ultra-microscopie consistent :

1° En un éclairage assez intense. On peut l'obtenir soit à l'aide d'une forte lampe électrique, une lampe de Nerst par exemple, ou à l'aide d'un fort bec Auer, de préférence le bec renversé. La lampe Nerst de 25 bougies fonctionne sur courant alternatif de 110 volts;

2° Une loupe formée par une lentille biconvexe à long foyer, destinée à concentrer les rayons lumineux;

3° Un diaphragme apochromatique de correction, qui s'adapte dans l'objectif à immersion. On dévisse la partie supérieure de l'objectif à immersion, que l'on remplace par une partie identique, mais diaphragmée de manière à ce que les rayons réfléchis par les bactéries arrivent seuls dans l'œil.

Il est bon de repérer une fois pour toutes les distances

et les situations respectives des trois éléments, lampe, lentille et microscope, car une fois l'emplacement convenable fixé, on évitera, pour les recherches ultérieures, les tâtonnements d'un réglage souvent long et difficile. La lentille doit être environ à 17 centimètres de la lumière et à peu près à 40 centimètres du microscope.

TECHNIQUE DE L'EXAMEN. — Il convient de s'exercer d'abord un peu au maniement de l'ultra-microscope, et pour cela rien ne vaut l'usage d'une culture pure d'un microbe mobile. On commence d'abord par centrer l'appareil, c'est-à-dire qu'après mise en place de l'ultra-microscope et repérage parfait de l'éclairage, on centre le condensateur à l'aide d'un objectif à sec à faible grossissement. Le centrage se fait relativement facilement, grâce aux deux cercles que nous avons signalés plus haut qui forment les anneaux Z et Z'. Il suffit de les rendre concentriques avec le champ du microscope.

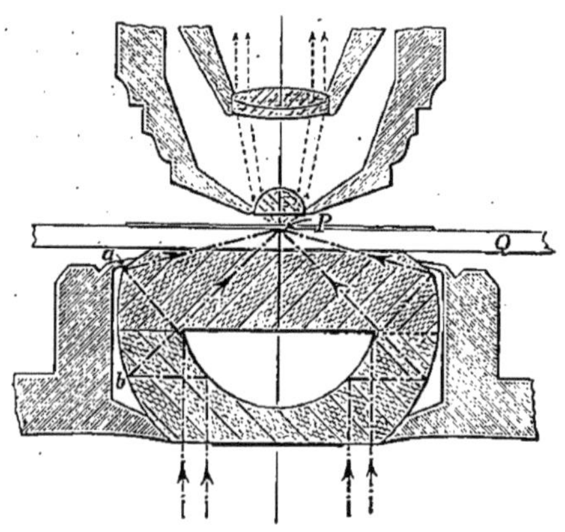

FIG. 12. — Coupe générale de l'ultra-microscope.

Pour faire la préparation, on prend une lame bien propre, on met en son milieu une gouttelette d'eau de la grosseur de celle qu'on obtient avec un compte-goutte ordinaire. On dilue un peu de la culture à examiner, puis on recouvre d'une lamelle en prenant bien soin d'éviter l'emprisonnement de bulles d'air.

Ceci fait, on met de l'huile de cèdre sur la partie supérieure du condensateur, on en met sous la lame, ce qui se fait le plus facilement du monde en retournant la lame, à condition, bien entendu, que la gouttelette d'eau interposée entre la lame et la lamelle n'ait pas été trop grosse, sans quoi il y aurait déplacement de la lamelle sur la lame.

On met également de l'huile de cèdre sur la lamelle.

Ceci fait, on met la lame sur le condensateur, on la fixe avec des valets. Il y a donc de l'huile entre la lame et le condensateur, et sur la lamelle.

On descend alors l'objectif à immersion jusqu'à ce qu'il vienne happer l'huile de cèdre qui est sur la lamelle, on oriente le miroir, si cela n'a déjà été fait, de manière à obtenir un éclairage intense de la préparation. A l'aide de la vis micrométrique, on essaie de mettre au point, ce qui est obtenu lorsque le champ noir s'éclaire par places de particules lumineuses. On déplace alors le condensateur à l'aide de la tige de réglage afin d'obtenir un centrage parfait. Nous conseillons de faire les premiers essais avec du coli-bacille très mobile, et avec un peu d'exercice on arrive très rapidement au maniement de l'appareil et à sa mise au point. Sur le fond noir, on voit les points mobiles très lumineux et on peut, avec un grossissement suffisant, voir les cils vibratiles. Avec l'ultra-microscope, on voit très bien les granulations des globules blancs.

En ce qui concerne le tréponème, il se présente sous plusieurs aspects bien décrits par Gastou, qui les présente ainsi :

1° Sous la forme d'une série de points brillants, cheminant l'un derrière l'autre et gardant leurs distances respectives en exécutant une sorte de marche en ligne droite. On aperçoit de temps à autre des scintillements, puis tout disparaît;

2° Sous la forme d'une série de petites lignes formant des bâtonnets parallèles dont les extrêmes sont de plus en plus petits ;

3° Sous la forme enfin d'une vrille, d'un tire-bouchon, d'un long filament ondulé, dont on peut compter facilement les tours de spire, et dont les extrémités sont effilées.

Lorsqu'on peut suivre ces filaments, on les voit animés d'un mouvement de translation, qui se manifeste sous forme d'une ondulation partant de l'extrémité antérieure pour se terminer et reproduire à l'extrémité postérieure.

Ce filament donne la sensation de se mouvoir par suite de deux mouvements successifs ,que l'on pourrait comparer à un coup de tête qui commence la marche en avant et à un coup de queue qui la termine.

Ces filaments ont donc un mouvement tout à fait particulier en dehors du mouvement d'ensemble, mouvement qui produit une progression qui se fait non seulement dans le sens horizontal, mais aussi dans le sens vertical.

On voit brusquement les filaments faire un mouvement de 90° et piquer en quelque sorte une tête dans la profondeur du liquide.

Plus le spirochète est jeune, plus ses mouvements sont actifs.

Diagnostic différentiel à l'ultra-microscope du spirochète et des spirilles. — La confusion entre les spirochètes et les spirilles peut-elle être évitée ? Il s'agit là d'une question capitale.

De par sa forme, le nombre de ses tours de spires et la nature de ses mouvements, le tréponème est déjà suffisamment différencié. Mais comment le distinguer des spirochètes refringens ou des spirilles? Le spirochète refringens est plus trapu, ses spires sont plus larges et moins nombreuses que celles du spirochète pallida. Il est relativement moins fréquent dans les produits syphilitiques que le pallida, et on ne l'a pas rencontré dans tous les produits.

Les spirilles, ainsi que le montre en 2 la figure 14, sont plus gros, leurs spires sont moins régulières et moins nombreuses, ils sont plus ondulés.

Leur progression plus lente se fait en mouvement continu, sans qu'apparaissent les mouvements de tête et de queue des spirochètes.

Les deux figures suivantes, empruntées à M. Gastou, montrent bien l'aspect du tréponème à l'ultra-microscope.

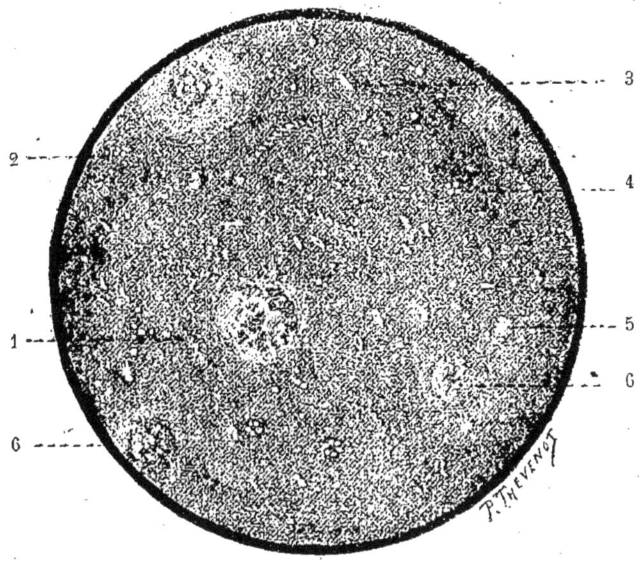

Fig. 13. — Les mouvements des tréponèmes sont des plus vifs. L'examen est fait dans une goutte d'eau distillée deux jours après la mort.

1, spirochète : on en voit des quantités passant dans le champ ; — 2, spirochètes apparaissant sous forme de lignes pointillées et brillantes ; — 3, bacille avec cils vibratiles ; — 4 et 5, substances de nature indéterminée, probablement colloïdes ; — 6, défauts dans le verre des lames et lamelles.

3° **Recherche du tréponème dans les coupes.** — La recherche dans les coupes n'est pas une méthode pratique, car elle n'est guère applicable au diagnostic. Nous en donnons néanmoins la technique, au cas où des praticiens ayant fait l'éradication d'un chancre désireraient y rechercher le tréponème.

La coloration est basée sur une imprégnation argentique. Voici les deux procédés couramment employés.

Procédé de Levaditi et Manouélian. — Préférable pour la coloration des tréponèmes dans les tissus syphilitiques biopsiés.

Fixation des fragments de 1 à 2 millimètres d'épaisseur

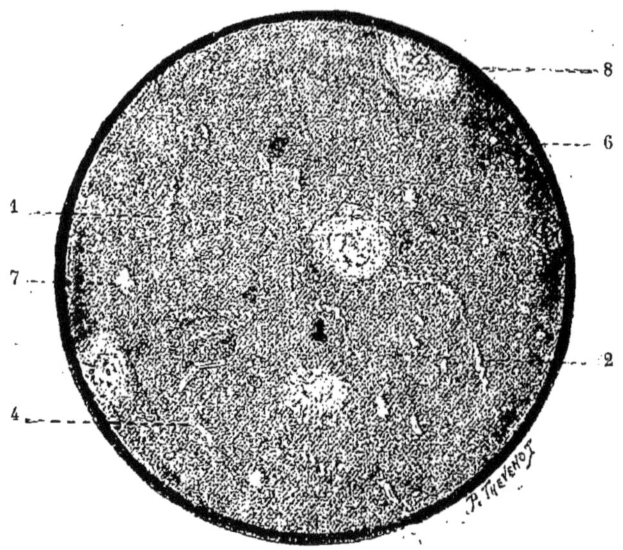

Fig. 14.

1, spirochète; — 2, spirille; — 3, tache immobile correspondant à un défaut dans les lames ou lamelles: 4; — bacille avec cils vibratiles; — 5, bâtonnets; — 6, microcoques et grains colloïdes; — 7, diplocoques.

dans une solution de formol à 10 p. 100 pendant vingt-quatre ou quarante-huit heures. Durcissement par l'alcool à 96° pendant vingt-quatre heures. Lavage à l'eau distillée jusqu'à ce que les fragments tombent au fond du récipient. Imprégnation par la solution suivante :

Pyridine	10 cmc.
Solution de nitrate d'argent à 1 p. 100 (eau distillée).	90 —

Les bocaux, hermétiquement fermés, sont maintenus à la température de la chambre pendant deux heures et à 50-55° pendant trois à cinq heures (cette durée varie suivant l'épaisseur et la perméabilité des tissus). Lavage à l'eau distillée et réduction par le mélange suivant :

Pyridine	17 cmc.
Acétone.	10 —
Solution d'acide pyrogallique à 4 p. 100 dans de l'eau distillée..	90 —

On maintient le contact pendant quelques heures ; suivent le traitement par l'alcool, xylol et l'inclusion à la paraffine (coupe de 5 μ au maximum).

Coloration des coupes au bleu d'Unna ou au bleu de toluidine et différenciation à l'aide du mélange éther-glycériné d'Unna.

Les parasites apparaissent en noir, les tissus en jaune pâle.

Procédé de Bartarelli et Volpino. — Les fragments de tissus, fixés à l'alcool à 96°, sont plongés pendant quatre jours dans un bain de nitrate d'argent ayant la composition suivante :

Nitrate d'argent.	1 gr. 5
Eau distillée	50 cmc.
Alcool à 96°	50 —
Acide acétique pur.	IV à V gouttes

Lavage à l'eau distillée et réduction par le réducteur de Van Ermenghem pendant vingt-quatre heures :

Acide pyrogallique 2 à 4 p. 100.	
Formol (sol. à 40 p. 100).	5 cmc.
Eau distillée	100 —

Laver à l'eau distillée, déshydrater à l'alcool, puis au xylol. Inclure à la paraffine.

4° **Morphologie et biologie du tréponème. — Diagnostic.** — Le tréponème se présente sous forme d'un spirochète d'une longueur moyenne de 10 μ., mais pouvant varier de 4 à 10, longueur par conséquent plus faible que celle des spirilles ordinaires, mais dépassant néanmoins de trois à quatre fois le diamètre d'un globule blanc. Il est extrêmement étroit, filiforme, son épaisseur étant au maximum de 0,5 μ. Il présente un grand nombre de tours de spire assez serrés les uns contre les autres et d'une assez grande régularité; le nombre des spires varie de 10 à 26.

La disposition en spirale persiste à l'état de repos, contrairement à ce qui a lieu chez les autres variétés analogues de spirochètes, dont le corps ne décrit des spires étroites qu'au moment où il est animé de mouvements très vifs, et qui au repos se rapproche davantage de la ligne droite. Cette différence d'aspect, au repos, tient à ce que, chez le tréponème, la spirale est préformée, tandis que chez les autres variétés de spirochètes, le corps ne se contourne en spirales un peu étroites qu'au moment où il exécute un mouvement rotatif très vif. Il n'a pas de cils, mais possède peut-être une membrane ondulante.

Les pôles sont terminés en pointe.

L'axe du tréponème, axe virtuel autour duquel s'enrouleraient les tours de spire, n'est pas toujours droit, mais il peut être onduleux et flexueux, souvent en segment de cercle, en parabole, d'autres fois en hyperbole, en fragment d'ellipse, en sigma grec, d'autres fois encore présentant deux ou trois ondulations larges.

Coloré par le Giemsa, il est très difficile à voir, car il est très ténu, et il est à peine coloré, vaguement rosé, apparaissant plutôt blanc grisâtre sur le fond de la préparation, si l'on a soin de diaphragmer un peu.

Conservés dans l'eau physiologique, les tréponèmes gardent

leur mobilité pendant plusieurs heures. Ils peuvent être munis, à une de leurs extrémités, d'une ou deux flagelles.

Les caractères sur lesquels on établira le diagnostic du tréponème seront les suivants :

α) Coloration rosée par le Giemsa, tandis que les autres spirochètes sont teints en bleu.

β) Très nombreux tours de spires préformés autour d'un axe virtuel exceptionnellement rectiligne, fréquemment incurvé de différentes manières. Les tours de spire, d'ordinaire arrondis, peuvent être plus ou moins anguleux.

γ) Extrême ténuité, forme cylindrique et non rubanée. Ténuité contrastant avec sa très grande longueur.

δ) La difficulté de sa recherche, qui nécessite un temps très long : il faut regarder avec soin chaque préparation et aller lentement dans la manœuvre de la vis micrométrique, sous peine de passer à côté du parasite. Il faut s'entraîner à cette recherche.

ε) La très grande rareté du parasite, qui fait qu'on peut examiner de nombreux frottis sans en trouver un seul. Quand il existe dans les préparations, c'est toujours en petit nombre, quelquefois un seul ou bien deux ou trois. Heureux quand on tombe sur un des rares cas où on en voit une dizaine par champ du microscope. Ce n'est ordinaire qu'au cours de frottis d'exsudat de plaques muqueuses, et c'est exceptionnel dans le chancre. Il faut donc explorer systématiquement tous les points d'une préparation, s'armer de patience et avoir l'accoutumance des yeux.

ζ) La pullulation beaucoup plus grande dans les lésions ulcéreuses, quand il se produit des phénomènes de putréfaction, la diminution avec l'accroissement d'âge de la lésion, la suppression par les traitements antiseptiques, le maximum de nombre dans le prime début de la maladie.

DIAGNOSTIC. — On ne confondra pas le tréponème avec des filaments de fibrine ou de chromatine, il suffit d'y penser. Le diagnostic est plus pénible avec les diverses espèces de spirochètes.

C'est d'abord avec le *spirochète refringens* qui pullule dans

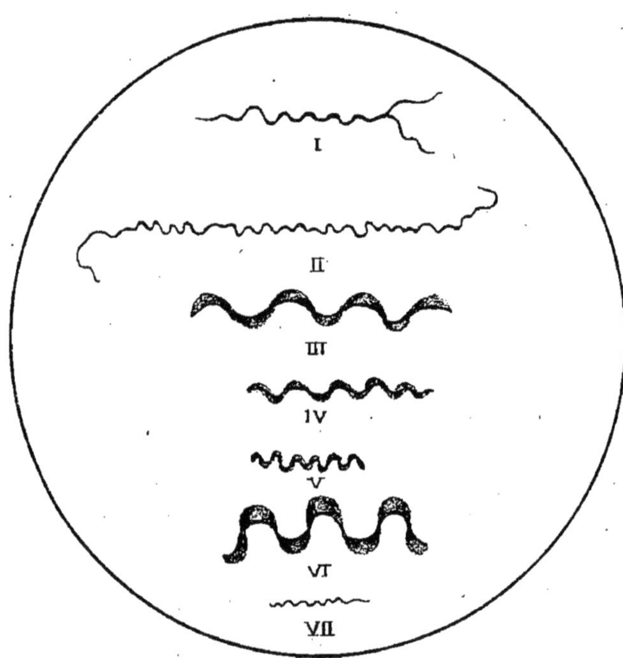

FIG. 15. — Les différents spirochètes (d'après Schaudinn).

I et II, tréponèmes syphilitiques; — III et IV, spirochètes refringens; — V, spirochète des carcinomes ulcérés; — VI, spirochète plicatilis; — VII, spirochète denticola.

les papillomes des organes génitaux, dans la balanoposthite, dans le smegma préputial, et même sur les lésions syphilitiques. Le spirochète refringens a des dimensions relativement grandes, la forme des spires rappelle celle des vagues, et le microbe se colore facilement par les méthodes ordinaires.

Les *spirochètes des carcinomes ulcérés* sont plus épais que ceux de la syphilis, ont les ondulations plus marquées et

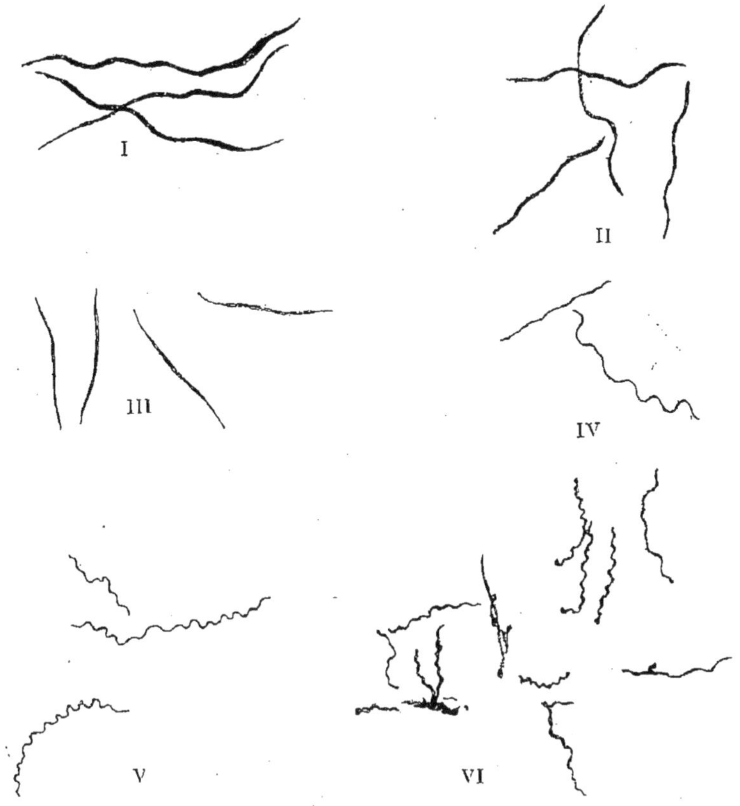

Fig. 16. — Aspects divers de spirilles et spirochètes dessinés à la chambre claire et au même grossissement.

Obj. $\frac{1}{15}$ hom. Stiassnie — Oc : 6 Dumaige.

moins nombreuses et ont une plus grande affinité pour les matières colorantes.

Le *spirochète plicatilis* a ses extrémités arrondies, comme émoussées, dépourvues de flagella ; il a une membrane ondulante d'une remarquable netteté.

Le spirochète denticola est beaucoup plus petit.

Afin de faciliter le diagnostic, nous reproduisons dans la figure 16, les aspects des divers spirochètes d'après Schaudinn.

La question du diagnostic nous a paru parfois assez difficile à trancher, car on peut trouver des formes intermédiaires aux cas types de spirochète de Schaudinn et de spirochète refringens. On peut observer dans les groupes de spirochètes des variations de longueur et d'épaisseur très grandes, et il est parfois très difficile de se prononcer. C'est ainsi que nous avons réuni dans le tableau ci-joint six aspects de spirilles ou de spirochètes dessinés à la chambre claire avec leur longueur et leur grosseur respectives et comparées.

En I, spirilles provenant d'une stomatite ulcéro-membraneuse.

En II, spirilles provenant d'une angine ulcéro-membraneuse.

En III, spirilles provenant d'une balanoposthite érosive circinée.

En IV, tréponèmes provenant d'un chancre.

En V, tréponèmes provenant de frottis de plaques muqueuses.

En VI, tréponèmes du foie de fœtus imprégnés de nitrate d'argent par la méthode de Levaditi.

La question se complique encore du fait suivant : D'après Krystalowicz et Siedlecki, collaborateurs de Schaudinn, le tréponème pâle peut avoir des formes différentes aux différentes périodes de sa vie. Tout d'abord, les spires peuvent n'être ni égales ni régulières. En second lieu, le corps du spirochète n'est pas de la même largeur sur toute son étendue, il peut se retrécir considérablement aux deux extrémités, devenir de plus en plus ténu, au point de ne pouvoir plus distinguer la terminaison.

On peut voir sur le corps du spirochète des espaces clairs, les uns indiquant des points de séparation définitive après une division longitudinale, d'autres semblant représenter une partie de l'appareil nucléaire.

On peut rencontrer des spirochètes dont le corps présente une partie rectiligne ; le redressement partiel peut s'étendre à une grande longueur, de sorte que les extrémités du corps seules sont ondulées.

Dans des lésions anciennes, on peut observer des spirochètes à spires inégales, à axe irrégulier. On peut en voir s'entortiller à leur extrémité, se plier en deux ou s'entrelacer en tresse, ce qui conduit à l'apparition de formes distinctes qui ne ressemblent en rien aux spirochètes ordinaires. Les formes entortillées se rencontreraient surtout dans les vieilles lésions. On peut rencontrer des formes en boucle à côté de spirochètes tout à fait normaux, même dans les accidents primitifs. Un certain nombre de boucles représenteraient des formes à l'état de repos; les formes entortillées et épaissies seraient des spirochètes à corps ramolli et pourraient en fin de compte aboutir à la production de formations courtes, en massue, ou à la dégénérescence de spirochètes.

Nous avons reproduit, ci-dessous, le tableau des formes dégénératives du spirochète d'après Krzstalowicz et Siedlecky. Nous n'avons pas fait une étude aussi longue qu'eux

(1) Il est bien entendu pour la nomenclature que nous désignons par le mot spirochète, les spirilles d'autrefois, et que nous définissons ainsi les trois sortes de microorganismes, afin d'éviter des confusions de noms.

1° Les tréponèmes ont leurs tours de spire préformés autour d'un axe virtuel ; qu'ils soient en mouvement, en repos ou morts, ils ont toujours la forme de tire-bouchon.

2° Les spirochètes se vrillent simplement pour se mouvoir ; aussi à l'état de repos ou à l'état de mort, ils peuvent être simplement onduleux, sinueux, rarement spiralés, quelquefois même droits.

3° Les spirilles se meuvent par ondulations, jamais par vrillage ; aussi à l'état de repos, ou quand ils sont morts, ils peuvent être rectilignes ou encore plus flexueux.

C'est assez dire que tous ces microorganismes sont mobiles.

du tréponème, mais il nous semble impossible d'admettre que toutes ces formes si différentes représentent toujours le même microorganisme. On ne pourrait être fixé à ce sujet que par des cultures pures que l'on laisserait vieillir et dégénérer. Or, nous n'avons pas cette possibilité. Les déductions toutes logiques de ces auteurs méritent une confirmation expérimentale.

Maintenant que nous venons d'étudier assez longuement le tréponème, voyons quelle est sa valeur diagnostique et quels sont les arguments qui peuvent être invoqués pour ou contre sa spécificité.

Le tréponème a été rencontré, avec une régularité de plus en plus grande, dans les productions morbides les plus variées de la syphilis; mais il convient de dire aussi qu'il y a eu des variations assez grandes suivant les observateurs. Dans la syphilis acquise exempte de complications, on a constaté sa présence dans la profondeur des chancres primitifs et des papules siégeant aux organes génitaux, dans les ganglions lymphatiques, dans les multiples formes d'exanthèmes qui surviennent à la période secondaire; enfin, on l'a rencontré un certain nombre de fois dans le sang, à l'état isolé, et sans adjonction d'aucun autre micro-organisme. On a réussi à le découvrir dans les organes internes, dans le sang des enfants entachés de syphilis congénitale, dans les bulles pemphigoïdes des syphilitiques nouveau-nés.

On n'a pas jusqu'ici constaté sa présence chez des malades non syphilitiques ni chez des sujets sains.

Le tréponème a été rencontré également, et d'une façon pour ainsi dire constante, dans la syphilis expérimentale des singes, et cela non seulement à la suite d'inoculations pratiquées avec du virus de provenance humaine, mais aussi dans des cas où la maladie avait été transmise d'un singe à l'autre, alors que des expériences de contrôle ont

EXPLICATION DE LA FIGURE 17

1. Chancre initial de la grande lèvre de la vulve d'une femme. Forme hélicoïde typique.
2. Papule.
3. Chancre initial chez l'homme. Espace nucléaire visible.
4. Chancre initial chez la femme. A côté de l'espace nucléaire, un point fortement coloré.
5. Condylôme plat de l'anus. L'extrémité du spirochète est épaissie.
6-7. Chancre initial chez la femme. Spirochètes perdant leur forme rigide.
8-10. Chancre initial de la femme. Formes plus courtes avec des espaces nucléaires.
11. Pustule. Spirochète après la division, lieu de séparation coloré d'une manière différente.
12. Singe infecté par le typhus récurrent. *Spir. Obermeyeri* après la division, les deux spirochètes avec des espaces nucléaires.
13. Chancre initial de la femme. Entortillement du spirochète.
14. Foie d'un nouveau-né syphilitique. Entortillement du spirochète.
15-19. Chancre initial de la femme. Divers stades d'entortillement des spirochètes.
20. Chancre initial de l'homme. Spirochète enroulé en trois anneaux.
21. Chancre initial de la femme. Spirochète ramolli, avec un anneau homogène à son extrémité.
22-23. Papule. Spirochètes ramollis avec des anneaux et le corps qui se contracte.
24. Singe. Spirochète ramolli avec anneau.
25-26. Chancre initial de la femme. Formes contractées avec des anneaux.
27-30. Formes annulaires.
31. Chancre initial de la femme. Forme molle et enroulée.
32. Condylôme plat de l'anus. Forme molle et enroulée.
33. Chancre initial de l'homme. Extrémités du spirochète enroulées.
34. Papule. Extrémités du spirochète entortillées.
35-36. Chancre initial de la femme. Formes ramollies s'entortillant.
37-38. Chancre initial de la femme.
39. Singe.
40. Papule.

} Formes dont le corps se condense.

41-43. Chancre initial chez la femme.
44. Papule.
45. Singe.
46. Chancre initial de la femme.

} Stades ultérieurs de la condensation du corps des spirochètes.

47. Singe. Désagrégation du « spirochœte pallida ».
48. Condylôme plat de la vulve. Trois spirochètes unis.
49-50. Pustule. Parties des spirochètes qui s'en détachent.
51. Pustule. Condensation du plasma dans le spirochète.
52. Pustule. Forme grosse et courte.
53. Chancre initial de l'homme. Forme courte avec extrémité entortillée.
54. Chancre initial de la femme. Forme petite.
55. Singe. Forme petite.
56. Pustule. Forme petite.

(1) Fr. Krzystalowicz et M. Siedlecki, Étude expérimentale de la syphilis; morphologie du « spirochœte pallida ». *Bulletin international de l'Académie des sciences de Cracovie*, mars 1908, n° 3, et *Biologie médicale*, mai 1908.

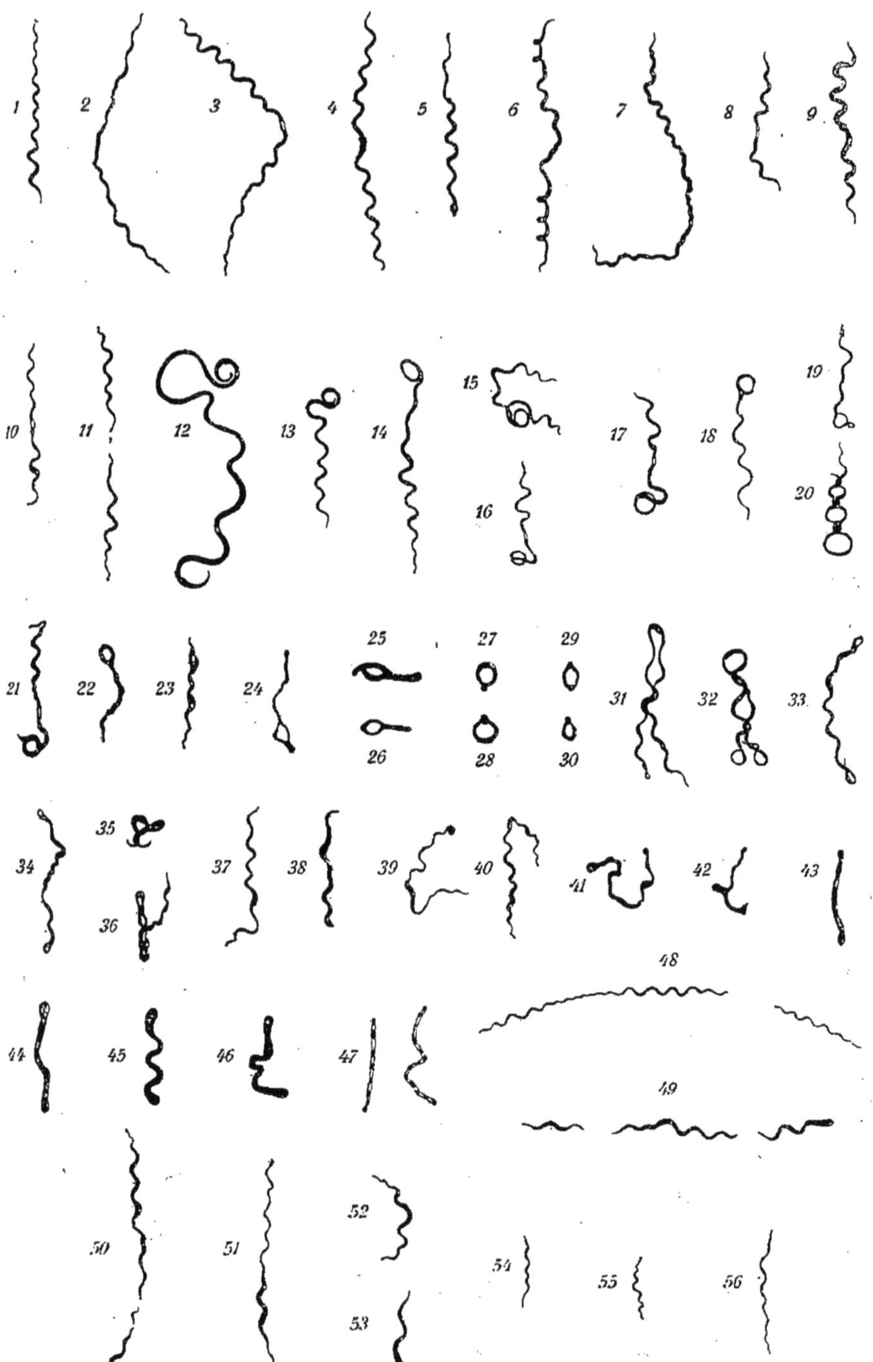

Fig. 17. — Formes anormales du tréponème.

démontré l'absence de tréponèmes dans la peau des singes bien portants.

Il est évident que tous ces arguments, bien mis en évidence par Hoffmann, semblent plaider en faveur de la spécificité du tréponème, dans la genèse de la syphilis, et cela même en l'absence de cultures. Cependant, on peut faire des objections assez sérieuses également.

Tout d'abord, il s'en faut de beaucoup qu'on retrouve le tréponème avec une constance absolue dans les lésions notoirement syphilitiques. En ce qui concerne le chancre de l'homme, sur une trentaine d'observations, nous ne l'avons rencontré que d'une façon exceptionnelle. A cela, on peut objecter que nous ne savions pas le chercher ; nous acceptons cette réponse et faisons notre *mea culpa*, mais alors on nous concédera que, s'il est impossible à ceux qui ont une habitude suffisante du laboratoire de retrouver le tréponème et s'il faut un entraînement tout à fait spécial, cette recherche ne mérite pas de rester dans la pratique pour éclairer un diagnostic indécis, et nous osons affirmer, jusqu'à plus ample informé, que la clinique conserve ici tous ses droits et que, dans les cas douteux, il convient d'attendre de l'évolution l'éclaircissement de la situation. Il est certes bon d'augmenter ses investigations par la recherche du tréponème, mais on doit ne rien conclure si elle est négative, et rester dans une prudente réserve si elle est positive.

En second lieu, il est un fait digne d'attention, c'est que les frottis où on rencontre le plus de tréponèmes sont ceux des plaques muqueuses, buccales, labiales ou péri-anales, des chancres du sillon balano-préputial, recouverts. Or, ce fait ne nous étonne pas, car ce sont les endroits où, à l'état normal et pathologique, tous les microorganismes des genres spirille, spirochète et tréponème pullulent avec la plus grande facilité. Il semble que ces microbes aient besoin de surfaces ou d'endroits humides et suintants pour se multiplier; nous ajouterons même que l'exsudation d'un peu de sérum sanguin (ce qui se produit dans les érosions syphilitiques) avec ou sans emprisonnement dans des tractus fibrineux légers, jointe aux sécrétions normales des muqueuses, constitue pour eux un des meilleurs milieux de culture. En dernier ressort, en ce qui concerne sa biologie générale, le tréponème se rapproche un peu des microbes de la putréfaction. C'est un micro-organisme qui semble se développer de préférence sur les tissus morts ou en voie de décomposition à la faveur d'autres agents microbiens. Il semble bien, d'après les recherches faites sur les hérédo-syphilitiques que le tréponème continue à se développer *postmortem* chez les fœtus morts et macérés, ce qui explique qu'on puisse en trouver de grandes quantités dans des simples frottis de foie. Or, c'est là un point très remarquable qui tranche assez avec ce que nous savons des autres microbes pathogènes; ceux-ci cessent de se multiplier avec la mort de l'individu, ils cèdent la place aux microbes de la putréfaction. Loin de se multiplier, les microbes, comme le bacille du charbon, de la diphtérie, de la tuberculose, se sporulent, c'est-à-dire prennent leur « état de résistance la plus grande » pour lutter, eux aussi, contre la destruction.

En troisième lieu, il y a une discordance assez sensible entre les résultats de l'examen microscopique qui révèle seulement quelques tréponèmes sur un chancre quand celui-ci est très virulent et sera suivi d'accidents graves. Ce fait est assez contraire à ce qui s'observe d'ordinaire dans les maladies; le pneumocoque dans la pneumonie, le gonocoque dans la blennorragie par exemple, le bacille de Koch dans la tuberculose, ne sont point aussi exceptionnels. Nous ne voyons pas pourquoi, du moment qu'on trouve quelques tréponèmes dans une préparation, qu'on a réussi à les bien colorer et qu'on est entraîné à les trouver rapidement, on n'en constaterait point davantage s'il y en avait. Il semble bien que leur rareté est en soi et non point l'effet d'une mauvaise recherche. On pourrait expliquer leur action nocive par la sécrétion d'une toxine très virulente, mais outre ce que présente d'aléatoire cette hypothèse, il y a de nombreux faits cliniques où elle ne paraît pas vraisemblable.

L'argument tiré de la présence du tréponème dans les coupes de tissus colorées par l'imprégnation au nitrate d'argent, n'est pas à l'abri de toute critique.

On a fait beaucoup d'imprégnations au nitrate en Allemagne et on décrivait les formes observées sous le nom de spirochètes d'argent (*Silberspirochæten*). D'abord, la méthode n'est pas infaillible, et on peut trouver des produits notoirement syphilitiques où l'argent ne révèle pas de spirochètes. En second lieu, tout ce qui se colore en noir par l'argent, est plus ou moins ondulé ou recourbé, ne représente des spirochètes ; il y a évidemment, dans le nombre, des fibrilles nerveuses, quelquefois des fibres élastiques, d'autrefois des bords de cellules ou d'hématies qui, sous l'influence de la macération ou de la destruction du protoplasma et des transformations chimiques des tissus, inhérentes à l'action destructive ou modificatrice du nitrate d'argent, peuvent rester colorées en noir. Il est bien certain que les agents divers employés dans les manipulations de coloration, aidés de la température plutôt élevée où on maintient les tissus ne sont pas sans avoir une action dont il y a lieu de tenir compte. Nous signalons ces faits pour montrer que dans l'interprétation des coupes, il faut savoir observer et écarter toutes causes d'erreur. Mais ceci dit, il est certain et évident que l'on observe, dans les coupes imprégnées au nitrate, des formes spiralées absolument identiques au tréponème et qui paraissent indiscutables. Une confirmation qu'on pourrait en donner, est que nombre d'auteurs ont rencontré les tréponèmes dans les simples frottis de l'organe, par la coloration au Giemsa, et que d'autres les ont vus vivants et mobiles à l'ulra-microscope. C'est là une constatation destinée à lever tous les doutes.

Les spirochètes imprégnés à l'argent ont, malgré tout, des particularités qu'il convient de signaler et dont quelques-unes sont nettement visibles sur le dessin que nous en avons fait.

1° Les tréponèmes paraissent toujours plus épais et plus gros que ceux qui sont vus en frottis par la coloration au Giemsa.

2° Ils sont d'ordinaire moins longs et ont une tendance très curieuse à être d'égale longueur.

3° Ils présentent, la plupart du temps, des boutons terminaux ou des varicosités plus ou moins centrales.

4° Ils ont une tendance très curieuse à être situés concentriquement autour des vaisseaux et des capillaires, à entourer les cellules. Il est très difficile de dire s'il y en a d'intra-cellulaires et si ceux qui ont cette apparence ne sont point en réalité péri-cellulaires, car la structure des cellules n'existe pour ainsi plus.

La méthode à l'argent a permis de retrouver des tréponèmes un peu partout dans les organes des syphilitiques, et il y eut au moins des localisations bizarres, mais ce qui est assez remarquable, c'est leur rareté dans le sang. Il semble qu'il y ait là quelque chose de troublant dans l'idée qu'on pourrait trouver une grande quantité de spirochètes dans les tissus d'individus en pleine efflorescence syphilitique, alors qu'on ne peut pas mettre ces spirochètes en évidence dans le sang. L'infection se fait nécessairement par voie sanguine et l'absence dans le sang est d'autant plus curieuse que le tréponème est doué de mouvements extrêmement rapides et qu'il se déplace avec une grande rapidité. Fait non moins explicable, c'est qu'un certain nombre d'auteurs auraient rencontré en abondance des tréponèmes dans des tissus macroscopiquement d'apparence sains. Nous signalons ces constatations sans les commenter.

De même, c'est philosophiquement une chose bien curieuse que, dans les cas où des fœtus hérédo-syphilitique hébergent en abondance des tréponèmes, on ne voie pas ces tréponèmes envahir la mère lorsque le fœtus mort et macéré reste emprisonné dans la matrice pendant un certain temps. Il semble bien qu'il y ait là pullulation *in situ* et *postmortem* des tréponèmes, et ceci se rapproche de ce que nous avons dit sur la biologie de ces microbes. Cette pullulation peut, du reste, se faire pendant l'agonie, et elle a été utilisée par Volpino et Fontana pour enrichir en spirochètes, des tissus qui en contenaient très peu. Les tissus en observation, et morts par conséquent, sont mis pendant 8 à 40 jours dans un liquide d'ascite, et le tréponème s'y multiplie.

Nous nous sommes appesantis sur toutes ces considérations pour montrer que tout n'est pas encore dit à propos du tréponème, qu'il est passible de critiques et que de nouvelles investigations sont encore nécessaires. Nous avons reproduit ici cinq frottis, l'un d'angine ulcéro-membraneuse, l'autre de stomatite ulcéro-membraneuse, les autres de plaques muqueuses et de chancre. Tous sont à un grossissement identique, afin de permettre au lecteur une diagnose facile du tréponème.

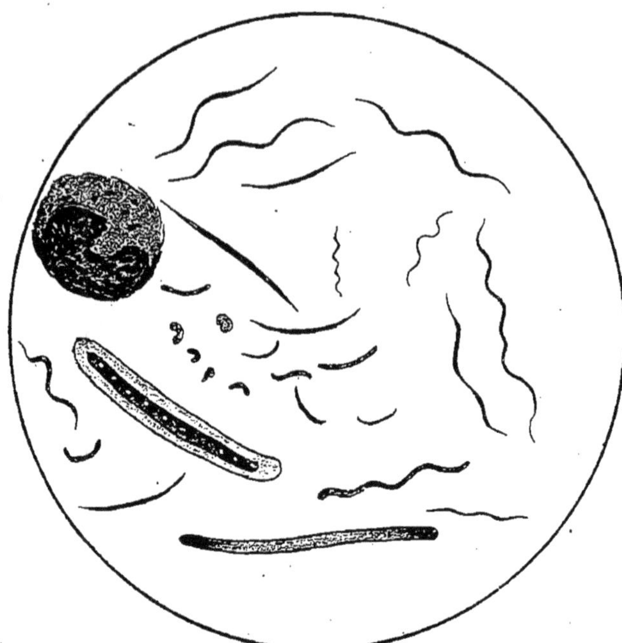

FIG. 18. — Examen du tartre dentaire dans une goutte de salive, sans coloration.

Gr. : Oc. 6 Dumaige; obj. 1/15. hom. Stiassnie. Dessin fait à la chambre claire.

On y voit : 1° des grands fusiformes très lentement mobiles progressant comme par un mouvement d'oscillation lente. Les moins longs sont les plus mobiles. Quelques-uns remuent peu ou pas; — 2° des spirilles de toutes longueurs et de toutes tailles, et qui se meuvent rapidement par des mouvements d'ondulation, analogues à ceux des serpents; — 3° des spirochètes qui se meuvent par des mouvements de vrillage, comme s'ils tournaient autour d'eux-mêmes; — 4° des vibrions confondus souvent dans les angines avec des fusiformes. Ces vibrions sont arqués, ont les extrémités ou rondes ou effilées. Ils se meuvent avec une rapidité extraordinaire en des mouvements comme un arc de cercle qui se tend et se détend, allant d'un point extrême à l'autre; ils peuvent, leurs deux extrémités se touchant, se redresser brusquement et se tourner en sens inverse. Les deux extrémités peuvent se détendre dans deux sens opposés, en S. On peut voir aussi une des extrémités relativement immobile, tandis que l'autre décrit des mouvements de volute avec une rapidité inconcevable. Nous n'avons pas constaté de cils vibratiles aux extrémités, mais il y en a vraisemblablement, car ces vibrions quittent avec une vitesse trop vertigineuse le champ du microscope; — 5° trois grands filaments mycosiques; — 6° une grande cellule mononucléée.

En raison des confusions qui ont été commises à propos des spirilles et des spirochètes, le mot faisant croire que tous deux présentent des tours de spire, nous proposerons de nommer les premiers des ondulines; on comprendrait ainsi facilement ce qui distingue au point de vue mouvement les ondulines, les spirochètes, les tréponèmes et les vibrions.

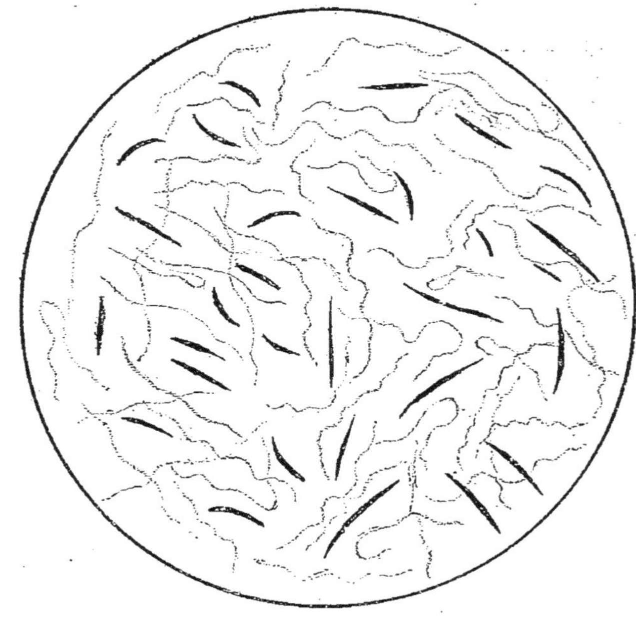

Fig. 19. — Frottis d'une angine ulcéro-membraneuse (type Vincent.)

Gr. : Oc. 4, Dumaige ; obj. 1/15 hom. Stiassnie.

Ce frottis est le type de l'association fuso-spirillaire. On voit de très grands et très longs spirilles, grêles et faiblement colorés. Les fusiformes sont très longs, ont la partie moyenne renflée et les extrémités nettement amincies. Tantôt, ils sont rectilignes, tantôt incurvés en croissant, présentant souvent comme une sorte de scission à la partie centrale. Ils se colorent très fortement.

Fig. 20. — Frottis d'une stomatite ulcéro-membraneuse.

Gr. : Oc. 4, Dumaige, obj. 1/15 hom. Stiassnie.

Ce frottis est le type de l'association vibrio-spirillaire ; les spirilles assez trapus n'atteignent pas une longueur considérable, ils sont moins longs que dans la figure précédente. Ils se colorent plus fortement. — Les vibrions, fortement colorés, sont rattachés aux fusiformes par tous les auteurs, mais ils s'en distinguent par leur mobilité extrême, par leur aspect en croissant, les extrémités étant soit amincies, soit arrondies. Quelques-uns sont en S. — Il y a également, en haut, quelques fusiformes ; on remarque des globules de sang et un globule de pus.

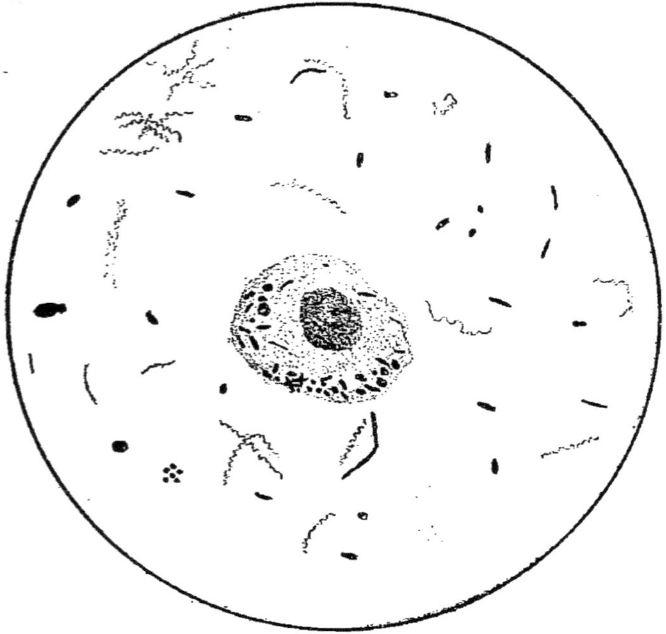

FIG. 21. — Frottis d'une sérosité de chancre.

Gr. : Oc. 4 Dumaige ; obj. 1/15 hom. Stiassnie

Ce frottis renferme des tréponèmes nombreux, mais en réalité, on n'en trouvait qu'un ou deux, quelquefois pas du tout, par champ du microscope. Nous avons réuni tous ceux qu'on trouvait en une dizaine d'endroits afin de montrer tous les aspects possibles. Les tréponèmes sont très grêles et faiblement colorés. On voit au centre de la préparation une grande cellule épithéliale renfermant des miro-organismes divers, fortement colorés. De ci de là, on voit des levures ou des saprophytes. On remarquera l'absence de globules de pus et de sang.

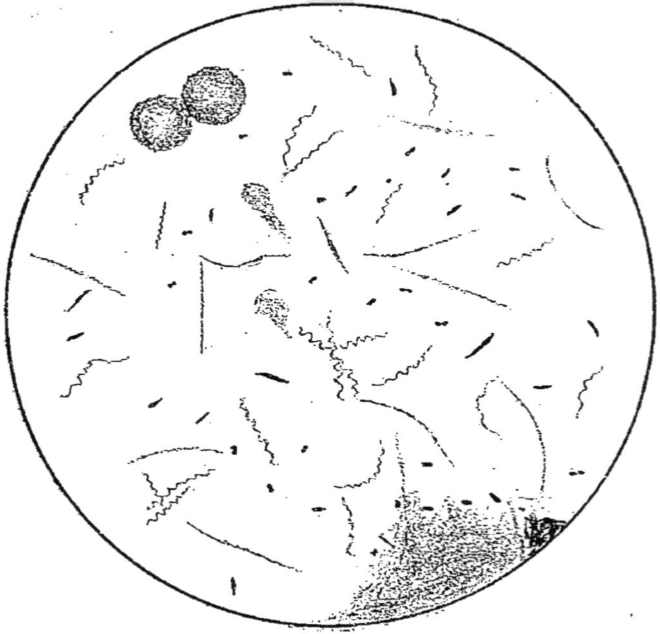

FIG. 22. — Frottis d'une plaque muqueuse périanale.

Gr. : Oc. 4 Dumaige ; obj. 1/15 hom. Stiassnie.

Ce frottis renferme des tréponèmes que nous avons représentés plus nombreux qu'ils sont en réalité, car nous avons réuni ceux qui étaient en plusieurs endroits de la préparation. Les tréponèmes sont grêles et peu colorés. On observe en même temps de longs fusiformes grêles et peu colorés. C'est donc une association fuso-tréponémique, comme nous avons vu (fig. 19) une association fuso-spirillaire, mais combien différente d'aspect, étant donné qu'elles sont vues au même grossissement et dessinées à la chambre claire. On voit également divers micro-organismes très fortement colorés en noir, et deux globules rouges. On remarquera la pauvreté de la préparation en éléments figurés.

CHAPITRE XVII

LE SÉRO-DIAGNOSTIC DE LA SYPHILIS

Le séro-diagnostic de la syphilis n'est pas, comme le nom pourrait le faire croire, une réaction agglutinante analogue à celle qui se produit lorsqu'on mélange quelques gouttes du sérum d'un typhoïdique avec un bouillon de culture de bacilles d'Éberth, c'est autre chose, c'est également une réaction due au sérum, ce qui justifie le mot « séro-diagnostic » ou « séro-réaction », mais c'est une réaction chimique qui procède des anticorps; le séro-diagnostic de la typhoïde est une action biologique du sérum sur le microbe; la séro-réaction de la syphilis est une réaction chimique du sérum d'ordre toxique et hémolytique.

Quels sont les principes de la méthode? C'est la recherche de la *déviation du complément.* Ceci ne dit certainement rien à la plupart de nos confrères, aussi est-il nécessaire de leur faire saisir que la *déviation du complément* est tout un monde à explorer, encore de par bien des points inconnu, ou peut-être par d'autres, faussé par un mirage.

L'étude des sérums et du sang a été très approfondie en ces dernières années, et les propriétés en furent étudiées avec soin. On peut considérer dans leur étude les groupements suivants :

1° Relations de sérum à sérum;

2° — du sérum et des globules sanguins;

3° Réactions du sérum et des éléments hétérogènes ;

4° — des globules sanguins et des éléments hétérogènes.

I. — Les réactions de sérum à sérum peuvent se produire de deux façons, soit :

α Entre sérums de deux espèces différentes, et la réaction se traduit par des phénomènes de précipitation. Ces réactions chimiques sont étudiées sous le nom de *précipitines.*

β) Entre sérums d'animaux de même espèce, mais artificiellement différenciés, étudiés également avec les précipitines.

II. — Les réactions entre le sérum et les globules sanguins peuvent exister dans deux circonstances :

α) Ou bien entre sérum et globules sanguins de deux espèces différentes, et alors il se produit une destruction des globules avec mise en liberté de la substance colorante. Ce sont les phénomènes *d'hémolyse.*

β) Ou bien entre sérum et globules sanguins d'une même espèce, mais dont la stabilité normale est artificiellement troublée par l'expérimentation ou par les faits pathologiques. Ce sont les processus auto-hémolytiques.

III. — Les réactions des sérums vis-à-vis des éléments hétérogènes peuvent être envisagées dans leurs rapports avec les autres éléments biologiques soit de notre organisme soit des organismes similaires. Elles ont conduit à l'étude :

α) Des *sérums organotoxiques ou cytotoxiques*, c'est-à-dire des sérums destructeurs de cellules vivantes organiques.

β) Des *sérums antitoxiques*, c'est-à-dire destructeurs des

poisons, des venins, des toxines, tous produits de l'organisme lui-même, ou de microbes infectants.

γ) Des sérums *bactéricides*, c'est-à-dire destructeurs des microbes pathogènes ou non, introduits dans l'organisme.

δ) Des sérums *agglutinants*, c'est-à-dire de sérums qui, sans détruire un microbe mobile, l'immobilisent, le réunissent en amas. L'agglutination est une atténuation de la propriété bactéricide; le sérum a encore la possibilité d'agir sur le microbe, de le troubler dans sa vitalité, dans son mouvement, mais ne peut plus le détruire ou le tuer.

Se rapprochant comme fonction de la réaction agglutinante, existe la réaction sphérulogène ou sphérulante, dont le meilleur exemple est la réaction de Pfeiffer, c'est-à-dire la transformation en boules, en sphères, de bâtonnets ou de vibrions mobiles. Cette sphérulo-réaction indique, comme la réaction agglutinante, une action bactéricide incomplète, atténuée.

IV. — Les réactions des globules du sang vis-à-vis de certains liquides soit organiques, soit exo-organiques, formés spontanément ou résultant d'une dissolution artificielle, se traduisent soit par l'agglutination soit par l'hémolyse.

Les réactions des globules du sang vis-à-vis de cultures microbiennes se traduisent ordinairement par de l'hémolyse.

Voyons avec un peu plus de détail les trois premières propositions, la dernière étant moins intéressante et nous éloignant trop de notre sujet.

Réactions des sérums entre eux. — Lorsqu'on mélange deux sérums d'animaux de même espèce et en bon état de santé, il ne se produit rien. Ce qui revient à dire que ces sérums ont la même constitution, la même structure, les mêmes propriétés ou à peu près. Des sérums d'animaux d'espèces différentes peuvent également avoir une constitution à peu près similaire, à tel point que lorsqu'ils sont mélangés, il ne se produit aucune réaction; on peut dire que ces sérums sont eïdomoléculaires et en état d'équilibre parfait.

Mais cet équilibre peut ne pas exister chez toutes les espèces, et cela à l'état normal; et alors, lorsqu'on mélange deux sérums aussi différents, il se produit entre eux une destruction, une réaction physico-chimique dont le résultat est la formation d'un précipité. L'opinion actuelle consiste à admettre que l'un des sérums possède une substance spéciale, substance chimique dénommée *précipitine* et qui serait la cause de la réaction. Les précipitines seraient spécifiques, c'est-à-dire qu'une précipitine déterminée ne saurait produire qu'une réaction déterminée, et cela conduit à penser qu'il y a autant de précipitines que de réactions possibles, ce qui en multiplie le nombre à l'infini, et serait, d'après nous, un argument contre cette conception. Mais nous n'avons point l'intention de nous étendre à ce sujet.

Or, si les précipitines existent normalement dans le sérum d'espèces différentes, on peut en créer artificiellement dans le sérum d'animaux de même espèce, et cela simplement en faisant des injections répétées sous-cutanées ou intra-vasculaires du sérum d'une autre espèce. Les précipitines ainsi produites seraient spécifiques vis-à-vis du sérum de l'espèce utilisée pour leur production, c'est-à-dire qu'elles n'agiraient que sur le sérum de cette seule espèce.

Tout ce que nous venons de dire pourrait être répété à propos des cytotoxines, des antitoxines, des bactériolysines, des agglutinines, des sphérulantines, ce serait un raisonnement analogue qui nous entraînerait trop loin et que le lecteur pourra faire lui-même.

Nous nous appesantirons davantage sur les propriétés hémolytiques des sérums et sur les hémolysines, car elles sont à la base du séro-diagnostic de la syphilis.

Le sérum sanguin représentant l'albumine circulante de l'individu, est une albumine supérieure, puisqu'elle résume en dernière analyse la totalisation des apports et qu'elle est la source de tous les échanges et de tous les rejets. Cette fonction primordiale lui vaut d'être l'objet de propriétés très spéciales et très supérieures. Entre autres, cela lui vaut d'être douée de propriétés défensives énergiques.

Le sérum du sang, étant donnée sa plus haute différenciation dans l'individu, à cause justement des multiples fonctions auxquelles il doit présider, a encore quelque chose qui le différencie singulièrement des autres albuminoïdes : c'est son état liquide, et l'état liquide des corps est celui qui possède la plus grande force de destruction.

A l'état normal, le sérum du sang possède vis-à-vis des corps étrangers ou des substances qui sont mis en sa présence une force défenisve pour lui-même, destructive ou transformative vis-à-vis de la substance mise en présence, et qui offre beaucoup de points de contact avec les diastases ou les enzymes.

Sans essayer de connaître la nature, l'essence même de cette force, on peut affirmer qu'elle a besoin, pour agir comme toute force, d'un substratum matériel ; aussi, la plupart des auteurs faisant de cette force la propriété d'une matière déterminée ont pensé qu'il y avait dans le sérum des substances spéciales qui ont été nommées par Büchner *alexines*, mais il fut toujours impossible d'isoler et de caractériser la nature de l'alexine. En considérant l'alexine comme une force et non comme une matière spéciale, on est plus près de la vérité, car alors il n'est point nécessaire de lui créer un substratum spécial, elle peut se greffer sur telle ou telle molécule préexistante du sérum, et cela d'une manière différente selon la structure de cette molécule, selon sa constitution intime, selon ses affinités, selon sa capacité moléculaire vis-à-vis de cette force. Nous rentrons alors dans la loi générale des forces. Nous savons, en effet, que, pour la chaleur, les corps ont une capacité variable, une conductibilité variable, une conservation variable, et cette variabilité peut se présenter, pour un même corps, d'une composition chimique presque identique, mais d'un état physique différent. Les exemples en sont nombreux, mais nous sortirions de notre sujet.

Nous acceptons donc que l'alexine est une force analogue aux forces diastasiques. Son action zymotique se fait sentir sur les albuminoïdes, et comme cela est logique et paraît de raison, elle semble se localiser sur les substances albuminoïdes. Les albumines les plus élevées ont une capacité d'alexine beaucoup plus grande que les albumines d'ordre inférieur et la destruction de l'une par l'autre s'en suivra.

Les propriétés générales connues des alexines n'empêchent pas de les considérer comme une force. Elle n'agissent que lorsqu'elles sont en présence des sels qui les accompagnent ordinairement, et perdent leur activité dès que ces sels sont enlevés par dialyse, mais elles la récupèrent dès que l'on restitue ces mêmes sels au sérum dialysé. Même phénomène se produit dans l'action des diastases, dont l'activation et l'atténuation par certains sels peut se produire.

Les matières albuminoïdes sur lesquelles se fixent l'alexine sont précipitables par l'alcool, et l'alcool est un destructeur de la force, mais reprises et remises en contact avec de l'eau et des sels, les matières albuminoïdes permettent à l'alexine de reprendre toute son activité. Comme les forces entre elles peuvent s'atténuer ou s'exalter, il n'est pas étonnant de voir d'autres forces agir sur l'alexine. Le froid atteignant — 2° arrive à annihiler l'alexine, de même la chaleur aux environs de 55°. Au contraire, une température modérée est un adjuvant de l'alexine, qui agit surtout entre 35 et 40°, ce qui, du reste, était à prévoir, puisque c'est une force agissant sur les albuminoïdes et que la température du corps oscille entre ces extrêmes.

Dans ces conditions, il nous faut envisager la question suivante : A 55°, le sérum perd-il son alexine sans espoir de retour, en un mot une force, la chaleur, a-t-elle détruit ou transformé une autre force, l'alexine? Deuxième hypothèse : La chaleur a-t-elle simplement transformé l'état moléculaire du substratum albumineux de l'alexine et cette transformation de l'état moléculaire n'est-elle plus adéquate à la fixation de l'alexine? Ces deux hypothèses sont plausibles. En physique, ne voyons-nous pas l'acier aimanté perdre son aimantation sous l'influence de la chaleur, parce que l'état moléculaire de l'acier a changé? Etc.

Pour nous, nous pensons que l'alexine-force ne se perd pas, mais qu'elle est annihilée; elle reste à l'état latent, mais peut reparaître si les conditions sont favorables.

D'autre part, il est possible d'augmenter la capacité d'un sérum vis-à-vis de l'alexine, ou bien, ce qui revient au même, de déterminer une activation artificielle de l'alexine, tout en augmentant cette force. En même temps, il est possible, quand on la met à un potentiel plus élevé, de la mettre néanmoins au diapason de la force en vertu de laquelle elle a été créée. C'est ce qui s'appelle sensibiliser une force, la rendre apte à un travail déterminé et pour celui-là seul.

Prenons un exemple : Lorsqu'un individu d'une espèce déterminée ingère les globules rouges extraits du plasma sanguin d'un autre individu d'une autre espèce, le sérum du premier individu ne paraît pas s'en ressentir beaucoup, car le travail des glandes digestives a rendu assimilable le sang du second, l'a modifié pour permettre au premier individu d'en extraire la force ou la matière nécessaires à sa conservation ou à son entretien ; elle l'a désagrégé et transformé.

Le processus digestif est un processus de désagrégation, de transformation, et déjà d'assimilation. Mais, si ces globules rouges de l'espèce 2, au lieu d'avoir suivi cette filière, sont lancés accidentellement ou expérimentalement dans l'intimité du premier animal, quel que soit le procédé, sous-cutané ou intra-veineux, pourvu qu'il n'y ait aucune action physiologique normale, digestive, par exemple, que se produira-t-il? Il se produira le fait suivant : que le sérum de l'espèce 1, qui représente une albumine complexe et circulante, aura tout le travail non fait des glandes digestives à produire. Il devra donc modifier, neutraliser, détruire, assimiler si possible, aider au rejet, si des éléments sont nocifs et inutiles. Nous n'avons point à indiquer par quel procédé, car nous pensons prochainement, dans un volume sous presse, revenir sur ces questions (1); mais il est certain que ces modifications, neutralisations, nécessitent un travail, c'est-à-dire l'intervention d'une force. Or, nous ne pensons pas que l'action vitale ait besoin de créer une nouvelle force, puisqu'il en existe déjà une de défense normale, l'alexine, le sérum n'a donc qu'à activer l'alexine normale, la mettre en tension, ou bien augmente de capacité vis-à-vis de l'alexine.

Ce fait est obtenu, grâce à une transformation moléculaire du sérum, ou plutôt grâce à l'adjonction dans le sérum d'éléments nouveaux provenant des glandes digestives ; il y a eu une inversion sécrétoire, sorte de perversion de sécrétions nécessitée par la présence d'un corps qui, n'ayant pas suivi la

(1) *La Vie glandulaire* (pour paraître prochainement).

filière normale de la digestion, doit subir la digestion interne dans l'intimité des tissus.

Pour nous, l'activation de l'alexine du sérum est due à des éléments de la sécrétion glandulaire, introduits dans le sérum par sécrétion interne, et comme il s'agit d'un courant opposé au courant naturel de la sécrétion, elle est le résultat pathologique d'une inversion sécrétoire. Le sérum devient donc le siège d'une sorte de digestion sanguine, d'une digestion interne. Il devient alors facile de concevoir comment l'acte vital a transmis au sérum le pouvoir de dissoudre les globules rouges de la seconde espèce et il conserve ce pouvoir *in vitro*. Le sérum est donc alors devenu hémolytique vis-à-vis des globules rouges de la seconde espèce, il a sensibilisé l'alexine normale en vue d'un travail déterminé, ce qui donne à ce travail les apparences d'une spécificité absolue.

Expérimentalement, on peut donc, dans un sérum pourvu de sa force alexique normale, déterminer une modification, une transformation, une exaltation, une spécialisation de cette force que l'on a ainsi sensibilisée en vue d'un travail déterminé. Cette force de sensibilisation, d'après nous, serait le résultat d'une sorte de digestion interne. Cette conception permettrait, à la rigueur d'admettre que la force sensibilisatrice pourrait être indépendante complètement de la force alexique et que l'on pourrait détruire l'une, tout en conservant l'autre. C'est ce que semble démontrer l'expérimentation.

En effet, tandis qu'une température de + 55 annihile l'alexine, il faut une température de + 75 pour détruire la sensibilisatrice. On peut donc conserver la seconde, tout en détruisant la première, et on pourrait à volonté faire agir ou non la sensibilisatrice, en lui adjoignant ou retirant de l'alexine.

Nous ne voyons pas, cependant, la nécessité de faire une dualité si absolue, et la simple transformation moléculaire du sérum sous l'action de la chaleur peut permettre d'expliquer la diminution ou la suppression d'une force qui récupérera toute sa puissance lorsqu'elle trouvera le substratum le plus favorable à son action.

Si nos conceptions sont admises, ce serait un grand pas vers la simplification des théories, car nous pourrions y adapter les lois générales de la physique. Une seule force, l'électricité, peut produire de la chaleur, de la lumière, du mouvement, des actions chimiques, peut détruire et reconstituer les corps ; une seule force, l'alexine, peut, selon les circonstances, selon le substratum, être sensibilisée en vue de l'hémolyse, de la bactérolyse, de la précipitation, etc.

L'explication courante de ces phénomènes est plus simple que celle que nous venons d'envisager : elle se résume en ceci.

Lorsque pénètrent dans l'intimité d'un animal vivant, accidentellement ou expérimentalement, certaines substances étrangères provenant d'un être d'une espèce différente, il se forme immédiatement dans le sérum de cet animal un anticorps, représentant le processus de défense qui tendra à modifier, à neutraliser ou à détruire ces éléments étrangers. L'anticorps, étant donc destiné à lutter contre un élément étranger qui a sa constitution chimique propre, qui, par conséquent, est spécifique, prendra donc, de ce fait même, des caractères de spécificité. Il y aurait donc autant d'anticorps spécifiques qu'il y a de corps, ce qui en suppose la multiplication à l'infini. Ces anticorps représenteraient autant de substances diverses ayant leur constitution, leur nature propre et leurs propriétés variables selon le but pour lequel ils ont été créés. C'est ainsi qu'il y aura des anticorps précipitants, des anticorps hémolytiques, des anticorps bactériolytiques, etc. La théorie classique chimique de la formation des anticorps, tout en paraissant plus simple pour l'exposé de la question, conduit à la conception d'une telle multiplicité d'anticorps que la raison simple et pure ne peut rester sur ce terrain et qu'il nous a paru plus conforme à la réalité de créer une unité de tous ces anticorps et que cette unité est une force aux manifestations diverses et infinies.

La substance qui a donné naissance à un anticorps s'appelle un antigène.

Or, pour que l'anticorps puisse agir, il est de toute nécessité qu'il ait recours à l'action conjointe de l'alexine normale. Prenons, par exemple, un anticorps hémolytique (traduisez une sensibilisatrice hémolytique, ces termes étant synonymes), s'il est seul en présence des globules rouges contre lesquels il a été spécifiquement créé, il reste sans action, mais s'il se trouve en présence de l'alexine normale d'un sérum quelconque, l'hémolyse se produit. L'alexine normale a donc complété en quelque sorte l'action de l'anticorps, elle lui était nécessaire, d'où le nom de *complément* donné par Ehrlich à cette alexine normale. Le schéma (fig. 23) imité d'Ehrlich explique le fait :

En G est un globule rouge ; en A l'anticorps et en C le complément. Si l'anticorps A et le globule rouge sont seuls en présence, l'hémolyse ne se produit pas, de même si le complément C ou alexine est seule en présence du globule rouge ; mais s'il y a la réunion des trois, la destruction du corpuscule sanguin est fatale.

L'anticorps semble avoir agi comme une sorte de harpon, comme le moyen de fixation, comme un mordant qui a permis à l'alexine d'agir sur le corpuscule sanguin.

Or, on a remarqué que les anticorps syphilitiques dévient à leur profit le complément, c'est-à-dire que si on met ensemble un anticorps hémolytique et un anticorps syphilitique et qu'on y adjoigne un sérum normal contenant l'alexine ou complément normal, l'anticorps syphilitique retiendra l'alexine qui logiquement avait plus de raisons de se joindre à l'anticorps hémolytique, et, dans ces conditions, l'hémolyse ne se produit pas.

Afin, en résumé, de faire comprendre par une représentation visuelle le phénomène de la déviation du complément, nous aurons recours au schéma suivant, qui est divisé en quatre tableaux : T_1, T_2, T_3, T_4.

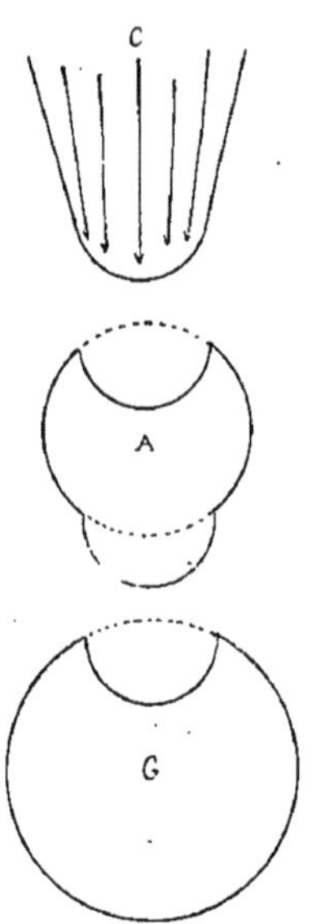

Fig. 23.

Dans le premier tableau, nous avons représenté une molécule de sérum d'un animal quelconque normal, prenons le lapin, en l'espèce. Cette molécule de sérum, S, contient une force alexique normale, que nous représentons par des striations transversales. Nous avons dit plus haut les propriétés de cette force alexique, de cette alexine, et nous rappelons que les termes alexine, complément, cytase ou lysine, sont synonymes.

Nous avons suspendu cette molécule comme un pendule, afin d'indiquer qu'elle peut osciller à droite ou à gauche.

Dans le tableau II, dans le premier schéma F, S représente une molécule de sérum de lapin ayant son alexine ou complément normal, représenté par les hachures transversales, mais cette molécule de sérum ayant été mise en présence d'un antigène (B) représenté par des globules rouges de bœuf, il en est résulté dans la molécule de sérum S la création d'une nouvelle force, l'anticorps, ou sensibilisatrice, que nous avons représentée par des hachures verticales orientées vers l'antigène et dirigées comme lui, pour montrer qu'elle est connexe de l'antigène et qu'elle est spécifique.

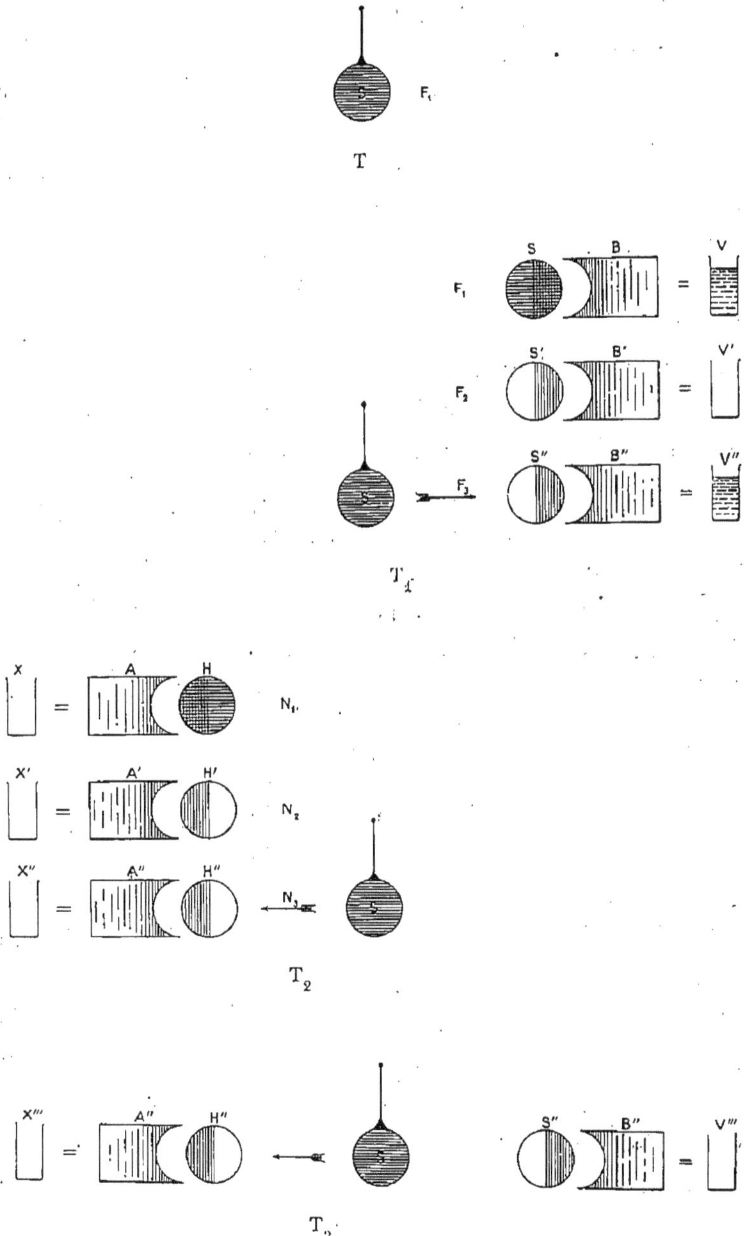

FIG. 24 — Schéma de la fixation du complément.

Lorsque la molécule de sérum S présente ses deux hachures, il en résulte des propriétés hémolytiques de ce sérum vis-à-vis de molécules semblables à celles de son antigène, et c'est ce que nous avons représenté dans le vase V en y montrant le sérum coloré. Le sérum est donc devenu hémolytique pour des molécules semblables à son antigène. Nous rappelons, en passant, que les termes d'anticorps, de sensibilisatrice, d'ambocepteur, de substance intermédiaire, de phylocytase sont synonymes.

Dans la figure 2, la molécule de sérum S′, ayant été chauffée à 55° pendant une demi-heure, a perdu son alexine normale ; il ne lui reste plus que sa sensibilisatrice ; il n'y a par conséquent pas d'hémolyse en V′.

Dans la figure 3 nous avons mis en présence de S″, qui n'a plus son alexine, une molécule de sérum similaire, le même que tout à l'heure, S, pourvue de son alexine. La flèche indique que cette alexine de S ira rejoindre S″ pour le compléter et lui rendre ses propriétés hémolytiques marquées en V″.

L'attraction de S″ et de S est d'autant plus indiquée et certaine, que, dès l'origine, nous avons pris ces deux molécules de même nature provenant d'une même espèce animale.

Le tableau III est développé à gauche, il représente en sens inverse les mêmes phases que nous venons d'indiquer, mais avec des substances différentes; en N_1 on voit en A un antigène syphilitique (foie ou lipoïdes syphilitiques), en H une molécule de sérum humain qui présente son alexine normale (hachures transversales) et une sensibilisatrice spécifique syphilitique (hachures verticales).

La propriété de cette molécule de sérum vis-à-vis d'un antigène nous est inconnue, aussi nous l'avons marquée par une X.

Dans la ligne N_2, l'alexine normale de sérum H′ a été supprimée par un chauffage d'une demi-heure à 55°, et il ne reste plus que la sensibilisatrice.

Dans la ligne N_3, nous voyons réapparaître notre molécule de sérum de lapin S, et la flèche indique que l'attraction de H″ se fera pour S et que celle-ci ira conjoindre son alexine avec la sensibilisatrice de H″. Ici, comme dans les deux autres cas, nous n'avons aucune réaction X″ à noter.

Le tableau IV explique le phénomène de la déviation de l'alexine de S qui est suspendu comme un pendule entre, à droite, la figure F_3 du tableau II et, à gauche, la figure N_3 du tableau III.

Nous avons donc à droite :

En S″, du sérum de lapin dépouillé de son alexine, mais possesseur de sa sensibilisatrice vis-à-vis de son antigène B″, qui en l'espèce est formé de globules rouges de bœuf.

En H″ est du sérum de syphilitique dépouillé de son alexine, mais possesseur de sa sensibilisatrice vis-à-vis de son antigène A″, en l'espèce un produit syphilitique quelconque.

Or, comme l'indique la flèche, l'alexine de S est attirée par H″ si cette molécule de sérum est une molécule de syphilitique, l'alexine ou complément de S est donc devié de ce qui semblerait devoir être son attraction naturelle, c'est-à-dire de la molécule similaire S″.

Il en résulte que l'on n'observe pas d'hémolyse en V‴.

Au contraire, si H″ n'était pas syphilitique, S suivrait son penchant naturel vers S″ et on aurait en V‴ la coloration témoin de l'hémolyse.

Nous ne chercherons point à expliquer pourquoi l'attraction de H″ est plus forte que celle de S″ simplement parce que H″ serait du sérum de syphilitique, nous n'y arriverions certainement pas ; il faut en la matière simplement constater les faits sans tenter de pénétrer leur essence. D'autre part, nous ne savons point quelles raisons valables on pourrait donner de la spécificité de cette réaction, autres que l'expérience qui nous démontrerait toujours l'absence d'hémolyse quand il s'agit d'une syphilitique à l'exclusion de tout autre cas.

Les recherches récentes ayant démontré que, pour que la réaction se produise, il n'était même pas besoin que l'antigène A″ mis en présence soit syphilitique, qu'il suffisait que la molécule H″ possède une sensibilisatrice spécifique, nous préférons, en raison de ces faits, l'explication que nous venons de fournir à celle qui a habituellement cours et qui se résumerait en ceci : Lorsqu'un mélange contient un antigène, l'anticorps correspondant et un complément, le complément est dévié vers l'anticorps et fixé sur lui. Il en résulte donc que si on mélange A″, H″ et S, l'antigène syphilitique A″ fixe la sensibilisatrice syphilitique H″, qui fixe elle-même l'alexine de S, de telle sorte que si on vient à ajouter S″ et B″, l'alexine étant déjà fixée, il n'y aura pas hémolyse. Tout cela serait bel et bien et surtout très simple, mais, ces temps derniers, on a observé que l'antigène A″ n'avait pas besoin d'être syphilitique et qu'on pouvait prendre dans ce but du foie de fœtus non syphilitique, ce qui est une grave atteinte à la loi formulée plus haut.

D'autre part, nous ferons remarquer qu'il conviendrait d'abord de joindre les deux groupements suivants (A″ et H″) d'une part, (S″ et B″) d'autre part, qui sont tous deux dépourvus d'alexine et possesseurs chacun d'une sensibilisatrice spécifique; le sérum alexique ne devrait être ajouté qu'en dernier lieu et, selon l'oscillation ou l'orientation de l'alexine, il y aura ou non hémolyse.

Nous avons simplement essayé de faire comprendre la théorie de la réaction, heureux si nous y sommes parvenu ; nous donnerons maintenant la technique de ces réactions, qui, nous nous empressons de le dire, ne sont pas à la portée de tout le monde.

1re TECHNIQUE. — On prépare le mélange suivant :

A. Antigène syphilitique ;
Sérum à examiner ou liquide céphalo-rachidien chauffé à 56° pendant une demi-heure ;
Sérum frais de lapin neuf.

Pour avoir de l'antigène syphilitique, on prélève, aussi aseptiquement que possible, du foie de nouveau-nés hérédo-syphilitiques, on les réduit en petits morceaux, et on fait macérer dans la solution suivante :

Eau	100 grammes
NaCl.	8 gr. 5
Acide phénique.	5 grammes

On met une partie de foie dans quatre parties d'eau salée et on place le tout dans une machine à agiter.

Le foie peut aussi se dessécher dans le vide et se conserver, réduit en poudre, à la glacière. Pour s'en servir, on émulsionne 1 gramme de poudre dans 30 centimètres cubes d'eau salée. On laisse 24 heures en contact et on sépare le liquide du dépôt par centrifugation. Le liquide clair sert d'antigène.

On prépare également le mélange suivant :

B. Globules rouges de bœuf ;
Sérum du lapin hémolytique pour le bœuf chauffé à 56°.

On obtient du sérum de lapin hémolytique pour le bœuf en faisant 5 injections hebdomadaires de 5 centimètres cubes de globules de bœuf.

On réunit les mélanges A et B et on porte à l'étuve à 37° ; s'il n'y a pas hémolyse, le sérum ou le liquide céphalo-rachidien n'appartiennent pas à un syphilitique.

Technique de Levaditi. — Il faut préparer :

a) La sensibilisatrice hémolytique ;

b) L'alexine de cobaye ;

c) L'émulsion de sang de mouton ;

d) L'extrait de foie ou d'autres organes contenant des lipoïdes ;

e) Le sérum à examiner.

a) Sensibilisatrice. — Pour préparer la sensibilisatrice hémolytique, on injectera sous la peau d'un lapin de 5 à 10 centimètres cubes de sang de mouton préalablement défibriné puis centrifugé, et on répétera cette injection après un intervalle de 5 à 6 jours. Après 2 ou 3 inoculations, on saignera l'animal à la carotide, on recueillera le sérum et on le soumettra pendant 30 à 35 minutes à 56° dans des tubes à essai stériles.

Titrage du sérum hémolytique. — Une série de tubes, longs de 12 centimètres et larges de 1 centimètre, reçoivent des

SCHÉMA

SENSIBILISATRICE	ALEXINE de cobaye 50 p. 100	SANG 5 p. 100	EAU SALÉE	HÉMOLYSE
0,1 $\frac{1}{100}$	0,1	1,0	1,8	Zéro.
0,1 $\frac{1}{80}$	»	»	»	Zéro.
0,1 $\frac{1}{50}$	»	»	»	Zéro.
0,1 $\frac{1}{20}$	»	»	»	Partielle.
0,1 $\frac{1}{10}$	»	»	»	Complète.
0,1 $\frac{1}{5}$	»	»	»	Id.

quantités variables de sensibilisatrice, puis 0,1 d'une solution à 50 p. 100 de sérum de cobaye dans de l'eau salée à 8 p. 1000, et enfin 1 centimètre cube d'une émulsion de sang de mouton à 5 p. 100. On ramène le volume total à 3 centimètres cubes, en ajoutant de l'eau salée. L'hémolyse complète indiquera la dose de sensibilisatrice qui servira aux expériences de séro-diagnostic.

La dose de sensibilisatrice est dans ce cas 0,1 *d'une solution à* 1 p. 10.

b) Alexine de cobaye. — Le sang de cobaye recueilli par saignée à la carotide est défibriné et centrifugé. Le sérum clair est dilué à 50 p. 100 avec de l'eau salée isotonique et employé à la dose d'*un dixième de centimètre cube*. Il est préférable de saigner l'animal le jour même de l'expérience, pour éviter l'atténuation de l'alexine, qui s'opère assez rapidement.

c) L'émulsion de sang de mouton. — On défibrine aseptiquement du sang de mouton obtenu par saignée à la jugulaire. Le sang peut être conservé à la glacière pendant plusieurs jours, il est à l'abri des germes. Au moment de l'emploi, on prépare l'émulsion en versant 5 centimètres cubes de sang dans 95 centimètres cubes d'eau salée isotonique.

d) L'extrait de foie. — On recueille aseptiquement du *foie de nouveau-né syphilitique ou non*, et on le triture finement soit dans l'appareil de Borrel, soit dans celui de Latapie, en ayant soin d'employer le moins possible d'eau salée à 8 p. 1000. On verse la bouillie dans des boîtes de Petri stériles et on la dessèche dans le vide, sur de l'acide sulfurique. Au moment de l'emploi, on triture dans un mortier d'agathe *un gramme* de poudre hépatique que l'on suspend dans 30 *centimètres cubes* d'eau salée isotonique. On laisse le tout en contact pendant 10 à 20 heures à la glacière, on centrifuge et on recueille le liquide clair surnageant. Ce liquide sert comme *antigène*.

e) Le sérum a examiner. — On retire chez le malade, par ponction intraveineuse, 10 centimètres cubes de sang. Le sérum, recueilli après coagulation, est centrifugé et soumis, pendant 30 à 35 minutes, à la température de 56°.

EXPÉRIENCE DE SÉRO-DIAGNOSTIC. — Dans une série de petits

SCHÉMA

EAU SALÉE (1°)	EXTRAIT de foie (2°)	SÉRUM du malade (3°)	ALEXINE (sol. 50 p. 100) (4°)	SENSIBILISATRICE 1 : 10 (5°)	SANG de mouton 5 p 100 (6°)	RÉSULTAT	
						Sérum syphilitique	Sérum normal
1,5	0,1	0,2	0,1	0,1	1 c. c.	Zéro	Complet
1,4	0,2	0,2	0,1	0,1	1 c. c.	Zéro	Complet
1,3	0,3	0,2	0,1	0,1	1 c. c.	Zéro	Pr. compl.
1,6	—	0,2	0,1	0,1	1 c. c.	Complet	Complet
1,6	0,1	—	0,1	0,1	1 c. c.	Complet	»
1,6	0,2	—	0,1	0,1	1 c. c.	Complet	»
1,5	0,3	—	0,1	0,1	1 c. c.	Complet	»
1,8	—	—	0,1	0,1	1 c. c.	Complet	»
2,0	—	—	—	—	—	Zéro	»

tubes à essai, on verse successivement les quantités mentionnées ci-dessus *d'eau salée isotonique* (1°), *d'extrait hépatique* (2°), *de sérum du malade* (3°) et *de complément de cobaye* (4°). On laisse séjourner les tubes pendant *une heure et demie* à 37°, puis on ajoute l'*ambocepteur* (5°, dose hémolysante) et le *sang de mouton* (6°). Après 15 ou 20 minutes de séjour à 37°, on lit les résultats. *Dans les tubes contenant du sérum de syphilitiques l'hémolyse sera nulle ;* par contre, *dans les tubes témoins (complément + ambocepteur + sérum d'individus non syphilitiques), la dissolution des hématies sera complète.*

Lorsqu'on désire examiner le *liquide céphalo-rachidien* des paralytiques généraux, on procédera de la même manière, en remplaçant le sérum par 0 cmc. 2 de ce liquide.

Procédés secondaires. — *a) Procédé de Porges.* — On prépare une émulsion de *lécithine* (*ovo-lécithine* Merck), dans de l'eau salée isotonique ; 0 gr. 2 de lécithine est trituré dans un mortier d'agathe et émulsionné dans 100 centimètres cubes d'eau salée à 9 p. 1000, en ayant soin d'ajouter le liquide lentement et par petites quantités. Ensuite, on verse, dans des tubes étroits, 1 centimètre cube de cette émulsion et un volume égal du sérum à étudier. On examine les tubes après quelques heures de séjour à 38°. Le sérum des syphilitiques provoque une précipitation de la lécithine, tandis que les sérums normaux se montrent généralement inactifs.

Ce procédé donne des résultats moins constants que celui basé sur l'empêchement de l'hémolyse.

b) Procédé de Klausner. — On mélange, dans des tubes étroits, du sérum à examiner et de l'eau distillée à raison de 0 gr. 2 de sérum pour 0 gr. 7 d'eau. Le sérum des syphilitiques provoque une précipitation manifeste au bout de quelques heures de séjour à la température de la chambre.

Technique de Bauer. — Il faut se procurer :

1° Du sérum frais de cobaye ;

2° Une suspension à 5 p. 100 dans l'eau salée physiologique de globules sanguins de mouton ;

3° Du sérum humain normal ;

4° De l'extrait d'organe.

On le prépare en triturant ensemble dans un mortier 100 centimètres cubes d'alcool à 96° et 10 grammes de foie de fœtus syphilitique (on peut employer également avec succès de l'extrait de cœur de cobaye, préparé de la même manière) ; ce mélange est mis à séjourner durant toute une nuit dans la machine à agiter, et on le centrifuge ensuite énergiquement ; le liquide une fois décanté reste limpide et sert de solution-mère, que l'on conserve constamment dans une glacière.

Pour faire la réaction, on se sert d'une dilution étendue de cette solution avec de l'eau salée physiologique, dont on détermine le titre de la façon suivante : on verse dans une série de tubes à essai o cmc. 25, o cmc. 15, o cmc. 10, o cmc. o5, o cmc. o25, o cmc. o15 de solution mère (extrait de foie) et on ajoute dans chaque tube autant de solution physiologique qu'il en faut pour obtenir 1 centimètre cube.

Comme moyen de contrôle, on prend un tube qui ne contient pas de solution-mère, mais seulement 1 centimètre cube d'eau salée.

Dans chacun de ces 7 tubes, on ajoute d'abord 1 centimètre cube de sérum frais de cobaye à 1/10, puis o cmc. 2 de sérum humain normal inactivé. La série des tubes est ensuite placée dans l'étuve à 37° pendant 3o minutes, et, au bout de ce temps on verse dans chacun d'eux 1 centimètre cube d'une suspension à 5 p. 100 de globules sanguins de mouton et on met de nouveau tous les tubes pendant 2 heures dans l'étuve. Si l'on constate alors que le contenu de tous les tubes est dissous, on peut utiliser le contenu du premier tube. Mais il n'en est généralement pas ainsi et on se trouve réduit à prendre celui des tubes où la dissolution est complète. Comme chaque tube contient 1 centimètre cube, il n'y a plus qu'à savoir de quel tube il s'agit pour connaître le taux de dilution de l'extrait d'organe : 1/4, 1/7, 1/10, 1/20, 1/40, 1/70.

Quant au liquide du tube de contrôle, il doit évidemment être tout à fait limpide. Dans le cas contraire, c'est que le sérum de cobaye n'est pas frais ou que le sérum humain est inutilisable à cause des graisses qu'il contient.

Supposons, par exemple, que dans l'expérience précédente le contenu des trois premiers tubes ne soit pas dissous et qu'on prenne le quatrième, la quantité d'extrait d'organe ainsi titré nécessaire pour le séro-diagnostic sera de 1 centimètre cube à 1/20. On répète l'essai avec de l'extrait d'organe à 1/10, 1/20, 1/30 que l'on éprouve avec le sérum de plusieurs sujets sains et de plusieurs syphilitiques avérés pour être certain de la quantité trouvée.

On prépare ainsi ensuite l'expérience.

On se sert de quatre tubes à essai qu'on remplit de la manière suivante :

1. *Tube principal.*

Sérum de malade	0 cmc. 2
Extrait d'organe (titré)	1 cmc. »
Sérum de cobaye à 1/10.	1 cmc. »

2. *Tube de contrôle.*

Sérum de malade	0 cmc. 2
Solution salée physiologique. . .	1 cmc. »
Sérum de cobaye à 1/10	1 cmc. »

3. *Tube principal de comparaison.*

Sérum humain normal	0 cmc. 2
Extrait d'organe (titré)	1 cmc. »
Sérum de cobaye à 1/10.	1 cmc. »

4. *Tube de contrôle (comparaison).*

Sérum de malade	0 cmc. 2
Solution salée physiologique. . .	1 cmc. »
Sérum de cobaye à 1/10	1 cmc. »

Après avoir agité les quatre tubes, on les place pendant une demi-heure dans l'étuve à 37°; on y ajoute ensuite 1 centimètre cube de suspension à 5 p. 100 de globules sanguins de mouton et on observe la marche de la réaction dans l'étuve. Généralement, le contenu des tubes 2 et 4 se dissout au bout d'un laps de temps qui varie entre 15 et 30 minutes, et alors le liquide devient clair. L'hémolyse apparaît bientôt dans le tube 3. Lorsque le sang du tube 1 se dissout presque en même temps que celui du tube 3, c'est que le sujet dont provient le sérum est sain. Si le contenu du tube 1 ne se dissout pas, si les globules sanguins restent intacts au fond du tube, c'est que le malade dont provient le sérum est syphilitique.

Il existe des écarts au cours normal de la réaction :

1° Il se peut que le contenu du tube 1 ne se dissolve qu'imparfaitement et une demi-heure ou plus après celui des tubes 2 et 3. L'existence de la syphilis est alors possible, et il faut recommencer l'essai avec les tubes 1 et 2 dans chacun desquels on met 0 cmc. 15 de sérum de malade. On répète encore l'essai avec 0 cmc. 1 et avec 0 cmc. 05, cherchant ainsi une combinaison telle que le contenu du tube 1 reste intact et que celui du tube 2 se dissolve entièrement. Si l'on obtient ce résultat, on peut alors porter le diagnostic de syphilis.

2° La réaction n'est utilisable que lorsque le contenu du tube 2 se dissout entièrement. S'il n'en est point ainsi, on ajoute aux tubes 1 et 2 de 0 cmc. 1 à 0 cmc. 2 de sérum humain normal. Cette addition se fait en même temps que celle de la suspension de globules sanguins, mais elle peut aussi avoir lieu un quart d'heure ou une demi-heure après qu'on a mis les globules sanguins, ce qui permet souvent d'ajouter le sérum humain normal dès qu'on s'est assuré que le contenu du tube 2 ne se dissout pas. En général, on recommence l'essai d'abord avec addition de 0 cmc. 1 de sérum humain normal, dont le grand pouvoir dissolvant est prouvé par l'hémolyse constatée dans les tubes 3 et 4 ; si la dissolution n'est pas parfaite, on fait un nouvel essai avec 0 cmc. 2.

L'addition de 0 cmc. 2 de sérum humain normal, et même d'une dose plus élevée, est indispensable quand on examine le sérum de nourrissons âgés de moins de 6 mois.

Voici, en terminant, quelques explications complémentaires relatives au dispositif de l'expérience.

Les tubes 3 et 4 servent à prouver : *a*) que la présence d'extrait d'organe n'empêche pas la dissolution des globules sanguins de mouton dans ce mélange; *b*) que le sérum de cobaye est utilisable, c'est-à-dire qu'il n'est pas altéré.

Le tube 2 sert à montrer, d'une part, si le sérum de malade ne renferme pas de substances empêchant la dissolution des globules sanguins de mouton et, d'autre part, s'il contient les substances sensibilisatrices.

En principe, il est essentiel de trouver pour le tube 2 la dose de sérum humain normal exactement dissolvante ; cette dose doit naturellement être toujours la même que celle du tube 1.

Procédé de Fornet et Cherchewski. — Il est basé sur une réaction de précipitation, c'est-à-dire une réaction de sérum à sérum, et, comme nous l'avons indiqué précédemment, la seule réaction possible est une réaction de précipitation, c'est-à-dire la transformation en corps solides ou coagulés, d'albumines liquides ou dissoutes. C'est le phénomène contraire de l'hémolyse qui détruit des albumines concrètes et solides pour les dissoudre ou les rendre liquides. Ces phénomènes sont basés sur la réaction fondamentale suivante : si on injecte à un lapin du blanc d'œuf, le sérum du lapin acquiert la propriété de déterminer des précipités dans une solution limpide d'ovalbumine. De même, si on injecte à un lapin du sérum de cheval, le sérum du lapin détermine la formation de précipité si on le mélange avec du sérum de cheval.

Le sérum de cheval a donc joué ici le rôle d'un *antigène* et comme cet antigène est du sérum, c'est un *anticorps* antisérum qu'il a formé, et cet anticorps ainsi formé ne peut être, de par la nature de l'anticorps et de l'antigène, qu'un anticorps précipitant.

L'expérience nous apprend également que le sérum d'un animal qui a reçu une injection microbienne de bacilles déterminés, le bacille typhique, par exemple, a la propriété de faire des précipités avec un bouillon de culture filtré qui a hébergé des bacilles d'Éberth.

Or, on pourrait assimiler aux cultures filtrées le sérum d'anciens syphilitiques, tels les paralytiques généraux ou les tabétiques, et au sérum précipitant le sérum d'un individu en pleine évolution de syphilis. Fornet et Cherchewski ont remarqué que si on mélange du sérum d'individus syphilitiques présentant des symptômes secondaires en évolution et n'ayant pas encore été soumis au traitement spécifique, avec du sérum de paralytique général, par exemple, il se forme, par simple mélange, un précipité spécifique. Le mode opératoire est le suivant :

Dans une petite éprouvette d'un demi-centimètre de diamètre et de 8 centimètres de hauteur, on verse d'abord IV à V gouttes de sérum de paralytique général, puis, à l'aide d'une pipette capillaire, munie d'un tube en caoutchouc, on ajoute lentement, en ayant la précaution de ne pas mélanger les deux liquides, la même quantité de sérum de syphilitique. La réaction est positive, si, au bout de 2 heures, un anneau trouble s'est formé à la surface de contact des 2 liquides superposés et si, d'autre part, on n'a rien observé de semblable dans deux expériences de contrôle, faites parallèlement, où chacun des sérums ci-dessus est remplacé successivement par du sérum normal.

Nous ne voudrions pas, après avoir décrit avec détails tous ces procédés, avoir la mauvaise grâce de faire remarquer leur complexité et le peu de portée qu'ils présentent, car nous nous demandons comment, dans la pratique courante, on pourra généraliser leur emploi. Il serait désirable d'avoir une méthode plus simple, afin que, dans les cas où la clinique hésite, elle puisse trouver dans le laboratoire un auxiliaire précieux et aussi sûr dans ses résultats, qu'elle-même dans la plénitude de sa valeur.

Pour qu'une méthode ait droit de cité en médecine, il convient qu'elle ne soit point l'apanage d'un petit nombre d'initiés, mais qu'elle puisse être utilisée par tous ceux qui, ayant des notions suffisantes de laboratoire, ont à leur disposition le matériel courant, microscope et étuve.

Ce qui a fait le succès pratique de la méthode de M. Widal pour la typhoïde, fut sa simplicité : une étuve, un microscope et quelques bouillons. Il suffit d'avoir une culture initiale pure de bacilles d'Éberth et de penser tous les mois environ à la rajeunir par un réensemencement pour avoir toujours sous la main les matériaux d'un séro-diagnostic. Le milieu de culture, le bouillon ordinaire, est d'une si grande facilité à se procurer qu'il n'est pas nécessaire d'insister, et c'est un jeu d'obtenir quelques gouttes de sérum du malade maintenu en observation.

Or, avec le séro-diagnostic de la syphilis, nous sommes loin d'une telle simplicité technique. Cependant, à notre avis, il conviendrait de passer outre, si l'on avait en lui un moyen infaillible et certain de diagnostic, car il suffirait alors de créer dans les grands centres des laboratoires spéciaux ; malheureusement, comme toutes les conceptions humaines, celle du séro-diagnostic est entachée d'erreurs. La déviation du comment n'appartient pas toujours en propre à la syphilis, elle peut être positive dans des cas où l'avarie n'a rien à voir, et elle peut ne pas se montrer dans des cas indiscutables.

Nous pensons donc qu'il s'agit là de recherches extrêmement intéressantes en tant que relevant du domaine de la science pure, mais il convient que la question soit plus mûre pour la ranger dans notre arsenal à côté du bon sens clinique et de l'éducation des sens, qui nous permettent de dépister bien des maladies, et, par l'aspect simplement visuel d'une éruption cutanée d'en qualifier la nature. Ce que nous en disons n'est point une critique ou l'insinuation d'un sceptique fermé aux conceptions nouvelles, nous ne croyons pas qu'on puisse nous adresser ce reproche, mais il nous semble qu'en matière de syphilis, il convient d'être d'une grande prudence, car les conséquences thérapeutiques, morales et sociales d'un pareil diagnostic sont imprévues, et il convient d'être bien sûr de son fait avant d'affirmer.

Beaucoup de praticiens se trouvant en présence d'un cas où la clinique se refuse à affirmer la syphilis, mais où le séro-diagnostic sera nettement affirmatif, penseront qu'en présence de ce conflit entre la clinique et le laboratoire, il convient de donner la préséance à la première, et de laisser guider par elle leur conduite.

Sans blasphémer la science, nous pensons qu'ils ont raison.

TABLE DES MATIÈRES

2308. — TOURS, IMPRIMERIE E. ARRAULT ET Cie

www.ingramcontent.com/pod-product-compliance
Ingram Content Group UK Ltd.
Pitfield, Milton Keynes, MK11 3LW, UK
UKHW020205250726
13967UKWH00003B/1274

9 782012 988781